JN079456

時間がない
人のための

低
カロリー

やせる

低糖質

超速

すきま
おかず

つくりおき

朝
つくら
ない

弁当349

食のスタジオ 編

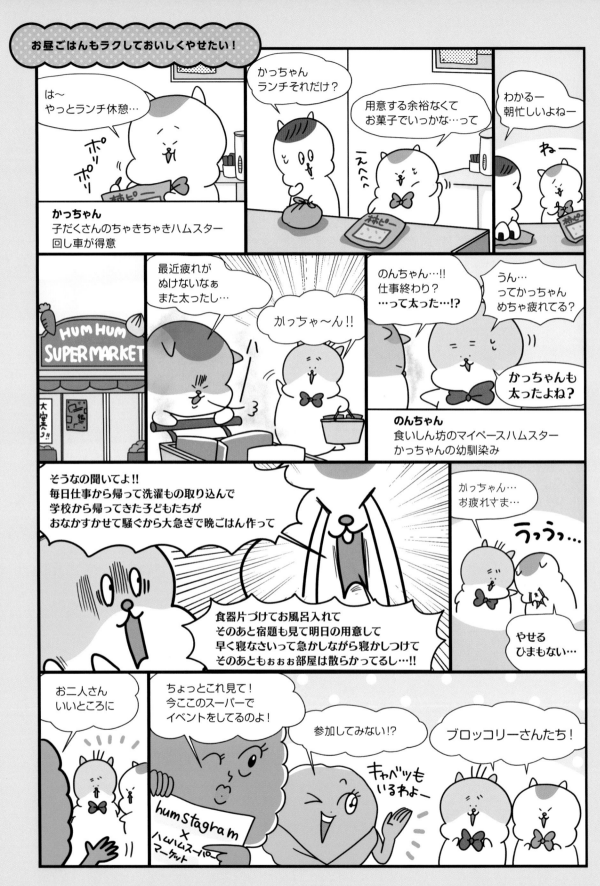

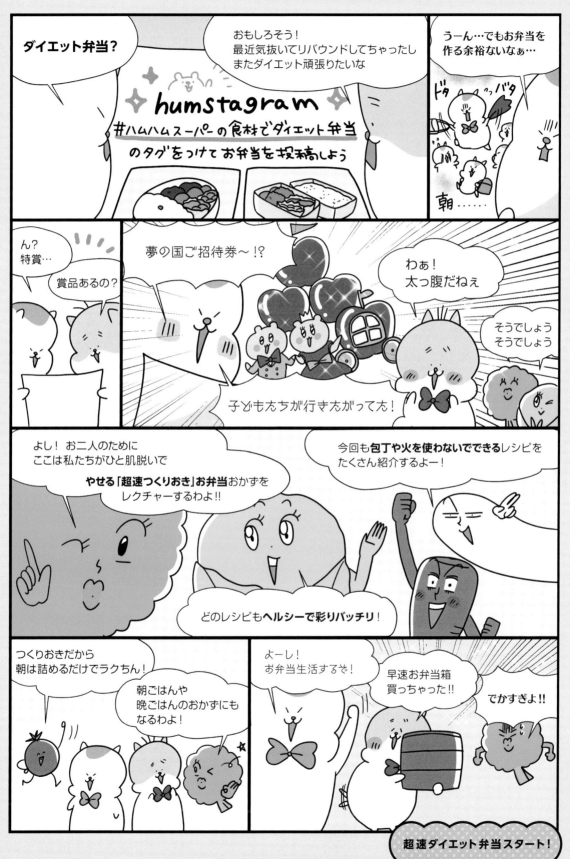

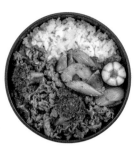

Contents

PART 1 メインおかず

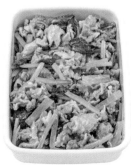
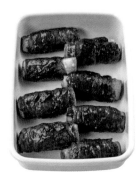

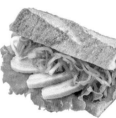

PART 2

サブおかず

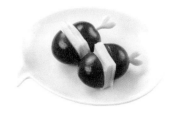

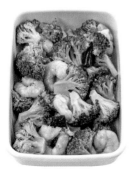
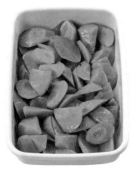

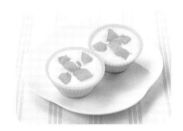

この本のきまり

● 本書の栄養価計算は、文部科学省『日本食品標準成分表2020年版（八訂）』をもとに、1人分量を算出しています。糖質量は「利用可能炭水化物（質量計）」の項目を反映していますが、一部「差し引き法による利用可能炭水化物」の項目を反映しています。また一部の市販食品については「炭水化物」の項目を反映しています。

● 材料に記載の分量（g）は、皮やヘタ、種などの廃棄する分量を含んだ使用量になります。

● 小さじ1は 5㎖、大さじ1は 15㎖、米1合は 180㎖です。

● 電子レンジは 600W を使用しています。500W の場合は加熱時間を1.2倍、700W の場合は 0.8 倍にしてください。

● オーブン、オーブントースター、電子レンジの加熱時間はめやすです。メーカーや機種によって異なる場合があるので、様子を見ながら調整してください。

● 冷蔵、冷凍の保存期間はめやすです。

「超速つくりおき」で
やせるお弁当生活をはじめよう

超速つくりおきのおかずを使ってお弁当を詰めるときのポイントを紹介します。

朝詰めるだけで
即完成！

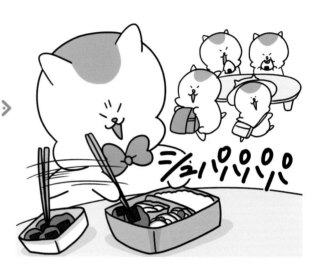

作りおきおかずがあれば、朝はお弁当箱に詰めるだけ。メインおかずとサブおかずを組み合わせれば、栄養バランスも自然と整います。忙しくて作る時間がない人も、ギリギリまで寝ていたい人も、パパッと準備してすぐに出かけられます。

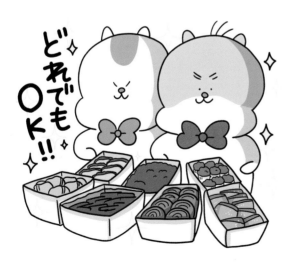

おかずはほぼすべて
350kcal以下＆
糖質12.0g以下

この本のレシピは、主食やデザート以外はほぼすべて、350kcal以下、糖質が12.0g以下です。たんぱく質がしっかりとれるもの、噛みごたえのあるものを多く紹介しているので、主食を少量にしたり、抜いたりしても満足感の得られるヘルシーなお弁当になります。

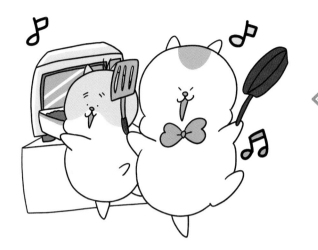

15分以内で
パパッとできる

ほぼすべてのレシピが15分以内で作れます。ソテーを焼いている間にあえものを用意するなど、ちょっとしたすきま時間でも超速で作りおきができます。

選びやすくて迷わない

この本のメインおかずとサブおかずは、それぞれ食材別に紹介しています。どれもダイエットやお弁当に向いた食材ばかりなので、特売のときにまとめ買いしたり、そのとき家にある材料から本を引いたりと、欲しいレシピがすぐ見つかるようになっています。

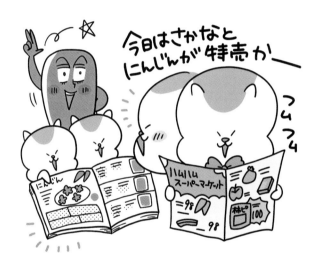

今日はさかなとにんじんが特売か

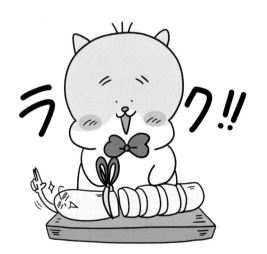

ラク!!

手抜きワザで引ける

この本には、電子レンジやオーブントースターで調理したり、キッチンばさみやピーラーを使ったりと、作りおきがはかどって片づけもラクになる、うれしいアイデアがたくさん詰まっています。ほったらかしで作れるレシピも載っていて、忙しい人にぴったりの内容です。

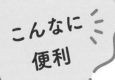
ラクやせ弁当の組み合わせ方

この本では、メインおかずとサブおかずを時短で作れる3パターンを紹介しています。
自由に組み合わせて、ダイエットにぴったりなヘルシー弁当を作りましょう。

メインおかず

肉、魚、大豆製品を使った、お弁当向きの主菜を紹介しています。

組み合わせ弁当 その食材ページで紹介するレシピを使った
お弁当例を紹介しています。

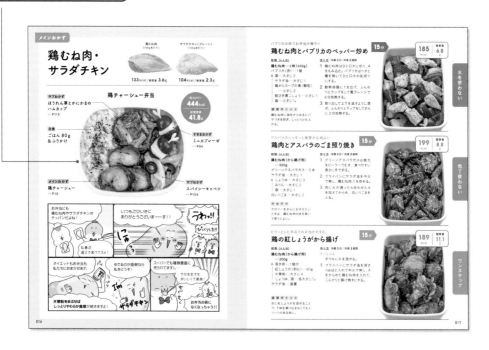

火を使わない
※サブおかずも共通
電子レンジやオーブントースターを使用した
火を使わずに作れるレシピです。

包丁使わない
※サブおかずも共通
食材をそのまま使う、キッチンばさみを使うなど
包丁で切る手間を省いたレシピです。

ワンステップ
下ごしらえと1ステップだけでできるレシピです。

サブおかず

野菜、きのこ、海藻を使った、ヘルシーな副菜を紹介しています。

すきまおかず

そのページで紹介する食材を使って
パパッとできるかんたんミニおかずを紹介しています。

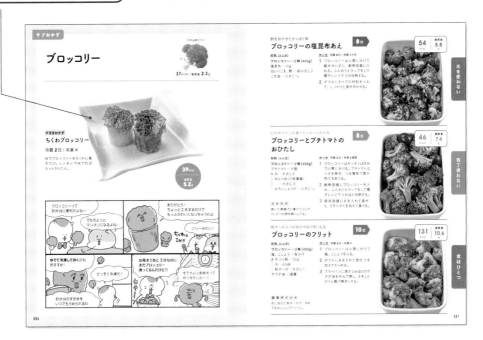

食材ひとつ

メインで使う食材1種類だけでできる、
節約&大量消費レシピです。

放置レシピ

オーブンや炊飯器を使って
調理したり、調味料に漬け
ておくだけなど、ほったらか
しで作れるレシピを紹介し
ています。

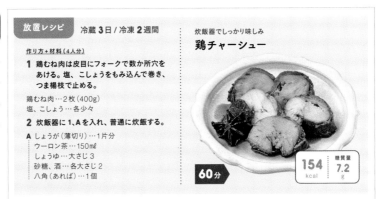

やせる超速つくりおき弁当

超速つくりおきのおかずを使ってお弁当を詰めるときのポイントを紹介します。

メインおかずで
たんぱく質をとる

たんぱく質は筋肉をつくってやせやすい体をつくる、ダイエット中にこそしっかりとりたい栄養素。メインおかずは欠かさず入れて。

▶メインおかずは P15〜

サブおかずは
1〜2品

サブおかずはやせおかず。野菜やきのこはビタミンや食物繊維がとれて、お弁当に彩りもプラスできます。1〜2品マストで入れましょう。

▶サブおかずは P85〜

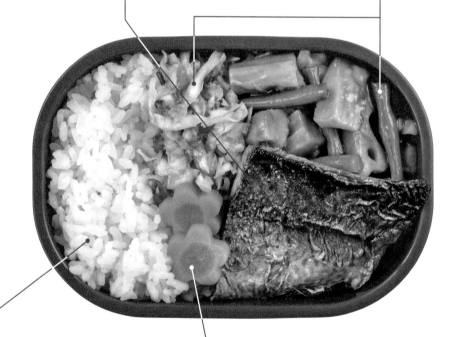

主食は少なめを意識

ごはんは80g程度におさえて。麺の代わりにしらたきを使ったり、かさ増し食材でごはんの量を減らしたりしたヘルシー主食にしても◎。

▶ヘルシーごはん・麺は P132〜

すきまが気になったら
サッと1品

おかずを詰めたときに少しスペースが余ったら、その場でパパッと作れるすきまおかずが活躍。すきまがうまり、さらに見映えもよくなります。

▶すきまおかずは P86〜

やせるお弁当が続く秘訣

ダイエットもお弁当も、むりは NG。長く楽しく続けましょう。

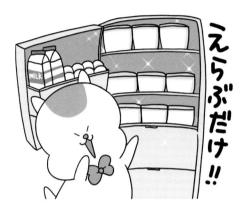

POINT 1 小分け保存で詰める手間もカット

作りおきを保存するときに、1食分の量が入る小さめのプラスチックコンテナに入れておけば、朝は冷蔵庫や冷凍庫から好きなおかずを選んで持っていくだけで OK。お弁当に詰める必要がないので、朝の時間をより有効に使えますよ。

POINT 2 いつものごはんのついでに作る

この本のレシピは、晩ごはんや朝ごはんのおかずにもぴったり。晩ごはんの残りを翌日のお弁当に詰めたり、朝ごはんにしたりと、普段の食事づくりの延長でお弁当生活を続けられます。短時間で作れるので、少し足りないときのあと1品にも役立ちますよ。

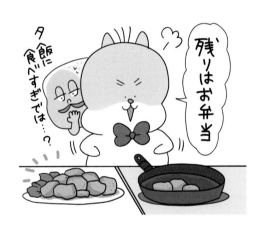

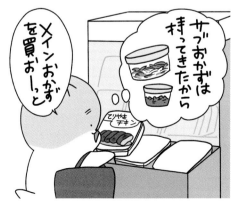

POINT 3 コンビニ食品も上手に使って

毎日お弁当を持っていくのは大変。そんなときは市販食品を活用して、作りおきおかずと組み合わせましょう。家にあるおかずに足りない栄養素を、コンビニで買い足すようにするとバランスが整います。たんぱく質量を表示している食品もあるので参考にするとよいでしょう。

この本の使い方

この本は前半はメインおかず、後半はサブおかずで構成しています。
お弁当にぴったりでヘルシーなおかずを多数紹介しています。

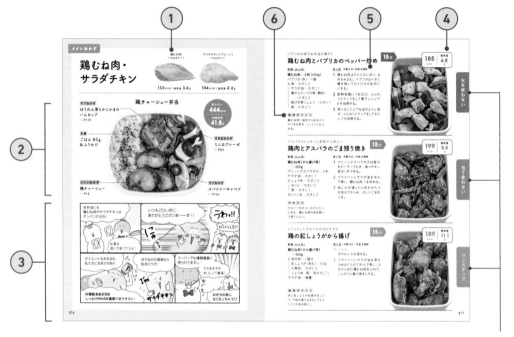

タイプ別に選べる
→P10参照

---

(1) 食材のカロリー／糖質量

食材100gあたりのカロリーと糖質量を表示しています。

(2) 組み合わせ弁当／すきまおかず

PART1では、その食材ページで紹介するレシピを使ったお弁当例を紹介しています。PART2では、その食材を使ってパパッとできるかんたんミニおかずを紹介しています。

(3) 4コマまんが

その食材のヘルシーなポイントや調理法、お弁当の工夫などをまんがでわかりやすく解説しています。

(4) 1人分あたりのカロリー／糖質量

料理1人分あたりのカロリーと糖質量を表示しています。お弁当の場合は、総カロリーと総糖質量を表示しています。

(5) 保存期間

おかずを冷蔵、冷凍保存できる期間のめやすを表示しています。

(6) ミニコラムを活用して

やせテク

やせる調理のテクニックを紹介しています。

調理ポイント

ひと工夫でよりおいしくなっているポイントを紹介しています。

リメイク

アレンジやリメイクのアイデアを紹介しています。

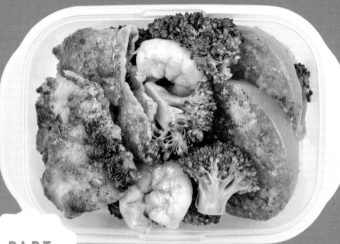
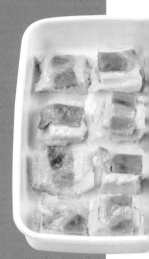

メインおかず

お弁当の主役になる
15分以内でできる4タイプの主菜レシピ

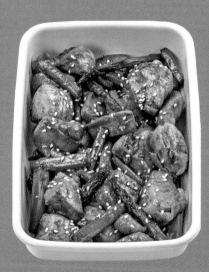
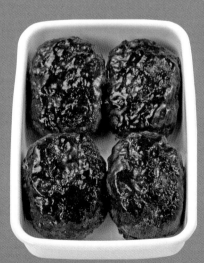
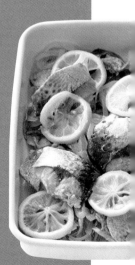

鶏むね肉・サラダチキン

鶏むね肉
（100gあたり）
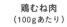
133 kcal / 糖質量 **3.6** g

サラダチキン（プレーン）
（100gあたり）
104 kcal / 糖質量 **2.3** g

鶏チャーシュー弁当

総カロリー
444 kcal

総糖質量
41.8 g

サブおかず
ほうれん草とかにかまの
ハムカップ
… P115

主食
ごはん 80g
& ふりかけ

メインおかず
鶏チャーシュー
… P19

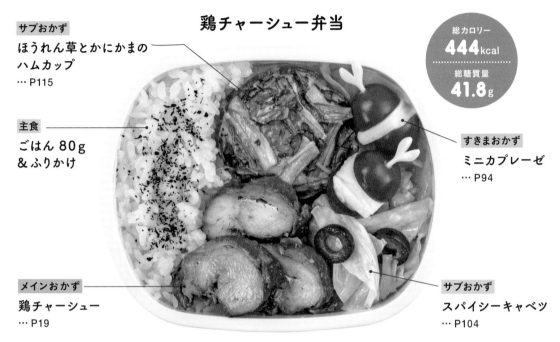

すきまおかず
ミニカプレーゼ
… P94

サブおかず
スパイシーキャベツ
… P104

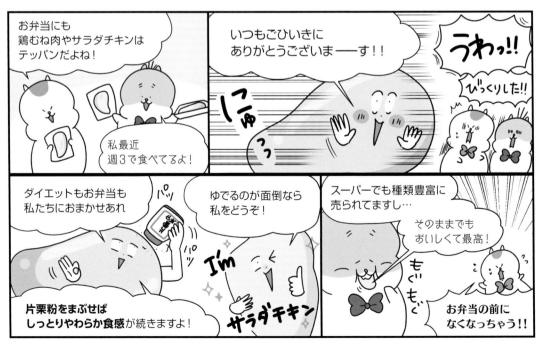

お弁当にも
鶏むね肉やサラダチキンは
テッパンだよね！

私最近
週3で食べてるよ！

いつもごひいきに
ありがとうございまーす！！

にゅっ

うわっ!!

びっくりした!!

ダイエットもお弁当も
私たちにおまかせあれ

片栗粉をまぶせば
しっとりやわらか食感が続きますよ！

ゆでるのが面倒なら
私をどうぞ！

I'm
サラダチキン

スーパーでも種類豊富に
売られてますし…

そのままでも
おいしくて最高！

もぐもぐ

お弁当の前に
なくなっちゃう！！

パプリカの赤でお弁当が華やぐ

鶏むね肉とパプリカのペッパー炒め

15分

| 185 kcal | 糖質量 6.8 g |

材料（4人分）

鶏むね肉…2枚（400g）
パプリカ（赤）…1個
A 酒…大さじ2
　　サラダ油…大さじ1
　　鶏がらスープの素（顆粒）
　　　…小さじ2
　　粗びき黒こしょう…小さじ1
　　塩…小さじ¼

作り方　冷蔵3日/冷凍2週間

1 鶏むね肉はひと口大に切り、**A**をもみ込む。パプリカはヘタと種を除いてひと口大の乱切りにする。

2 耐熱容器に**1**を広げ、ふんわりとラップをして電子レンジで6分加熱する。

3 取り出して上下を返すように混ぜ、ふんわりとラップをしてさらに2分加熱する。

調理ポイント

鶏むね肉に油をからめるとパサつきを防ぎ、しっとりと仕上がる。

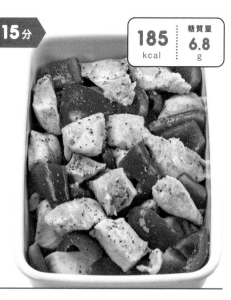

アスパラのシャキッと食感が心地よい

鶏肉とアスパラのごま照り焼き

15分

| 199 kcal | 糖質量 8.8 g |

材料（4人分）

鶏むね肉（から揚げ用）
　…300g
グリーンアスパラガス…5本
サラダ油…大さじ1
A しょうゆ…大さじ3
　　みりん…大さじ2
　　酒…大さじ1
白いりごま…大さじ2

作り方　冷蔵3日/冷凍2週間

1 グリーンアスパラガスは根元をピーラーでむき、食べやすい長さに手で折る。

2 フライパンにサラダ油を中火で熱し、鶏むね肉、**1**を炒める。

3 肉に火が通ったら合わせた**A**を加えてからめ、白いりごまをふる。

やせテク

カロリーをさらにおさえたいときは、鶏むね肉の皮を除いて使うとよい。

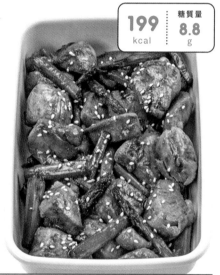

ピリッとした辛みでお弁当がすすむ

鶏の紅しょうがから揚げ

15分

| 189 kcal | 糖質量 11.1 g |

材料（4人分）

鶏むね肉（から揚げ用）
　…300g
A 溶き卵…1個分
　　紅しょうが（刻む）…60g
　　片栗粉…大さじ4
　　しょうゆ、酒…各大さじ½
サラダ油…適量

作り方　冷蔵3日/冷凍2週間

下ごしらえ
ボウルに**A**を混ぜる。

1 フライパンにサラダ油を深さ1cmほど入れて中火で熱し、**A**をからめた鶏むね肉を入れて、こんがりと揚げ焼きにする。

調理ポイント

衣に紅しょうがを混ぜることで、下味を漬け込まなくてもメリハリのある味に。

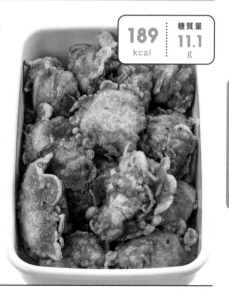

火を使わない

包丁使わない

ワンステップ

メインおかず

のっけ弁にぴったりなしっかり味

鶏肉のすき焼き

15分

| **191** kcal | 糖質量 **11.7** g |

材料（4人分）
鶏むね肉…2枚（400g）
長ねぎ…1本
しいたけ…5個
酒…大さじ1
A しょうゆ…60㎖
　　酒…大さじ2
　　砂糖、みりん…各大さじ1

作り方 冷蔵 4日 / 冷凍 1か月

1 鶏むね肉はひと口大のそぎ切りにして、酒をふりかける。長ねぎは斜め切りにし、しいたけは軸を落として半分のそぎ切りにする。

2 耐熱容器に野菜、肉の順に入れ、合わせた A を回し入れる。ふんわりとラップをして、電子レンジで6分加熱する。

3 取り出して上下を返すように混ぜ、ラップをしてさらに3分加熱する。

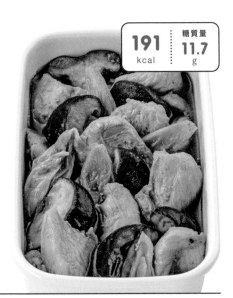

包丁使わない

バジルと生ハムのイタリア風おかず

鶏肉のサルティンボッカ風

15分

| **219** kcal | 糖質量 **8.0** g |

材料（4人分）
鶏むね肉…2枚（400g）
塩…小さじ¼
バジル…8枚
生ハム…8枚
小麦粉…適量
オリーブ油…大さじ1
A 白ワイン…大さじ2
　　バター…15g

作り方 冷蔵 3日 / 冷凍 1か月

1 鶏むね肉は皮を除いてめん棒でたたいてのばし、キッチンばさみで浅く切り込みを入れ、半分に切る。

2 1に塩をふり、バジル2枚をのせ、その上に生ハム2枚をずらすようにして重ねる。残りも同様に作り、小麦粉をまぶす。

3 フライパンにオリーブ油を中火で熱し、2を生ハムの面を下にして入れ、両面こんがりと焼く。Aを加えて軽く煮つめる。

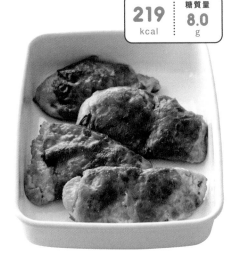

ワンステップ

ねぎ＆マヨの間違いない組み合わせ

サラダチキンのねぎマヨ焼き

10分

| **194** kcal | 糖質量 **0.9** g |

材料（4人分）
サラダチキン（プレーン）
　…3枚（330g）
長ねぎ…½本
マヨネーズ…大さじ4

作り方 冷蔵 3日 / 冷凍 2週間
下ごしらえ
サラダチキンは手でほぐし、長ねぎはみじん切りする。

1 シリコンカップ8個にサラダチキン、長ねぎを等分に入れてマヨネーズを加え、オーブントースターで7〜8分ほど焼く。

調理ポイント
加熱済み食品のサラダチキンを使用すれば、調理時間の大幅な短縮に。

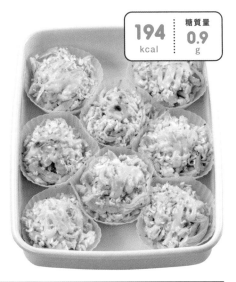

018

ごまで風味をぐんとよくして

サラダチキンとオクラのごまドレ

148 kcal | 糖質量 2.0 g

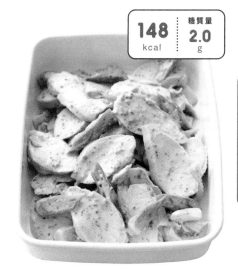

材料(4人分)
サラダチキン(プレーン)
　…3枚(330g)
オクラ…8本
ごまドレッシング(市販)
　…大さじ3

作り方 冷蔵2日/冷凍2週間

1 オクラはガクをむき、フォークで数か所穴をあける。耐熱容器に入れてふんわりとラップをし、電子レンジで1分ほど加熱し、3等分の斜め切りにする。

2 サラダチキンはそぎ切りにし、ボウルに入れる。1、ごまドレッシングを加えてあえる。

火を使わない

濃厚なコクを感じる炒めもの

鶏肉としめじのチーズソテー

15分

150 kcal | 糖質量 3.7 g

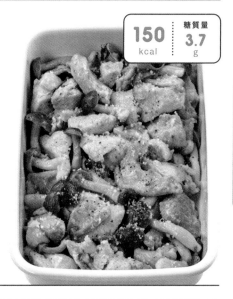

材料(4人分)
鶏むね肉(から揚げ用)
　…300g
しめじ…1パック(100g)
マヨネーズ…大さじ1
A 粉チーズ…大さじ3
　塩…小さじ¼
　粗びき黒こしょう…少々

作り方 冷蔵3日/冷凍2週間

1 しめじはキッチンばさみで石づきを落としてほぐす。

2 フライパンにマヨネーズを中火で熱し、鶏むね肉、1を入れて炒める。

3 肉に火が通ったら、Aを加えて炒め合わせる。

調理ポイント
油の代わりにマヨネーズを使用し、コクをアップ。

包丁使わない

放置レシピ 冷蔵3日/冷凍2週間

炊飯器でしっかり味しみ

鶏チャーシュー

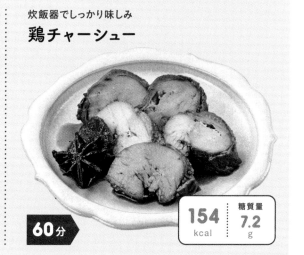

作り方+材料(4人分)

1 鶏むね肉は皮目にフォークで数か所穴をあける。塩、こしょうをもみ込んで巻き、つま楊枝で止める。

鶏むね肉…2枚(400g)
塩、こしょう…各少々

2 炊飯器に1、Aを入れ、普通に炊飯する。

A しょうが(薄切り)…1片分
　ウーロン茶…150ml
　しょうゆ…大さじ3
　砂糖、酒…各大さじ2
　八角(あれば)…1個

60分

154 kcal | 糖質量 7.2 g

鶏ささみ

（100gあたり）

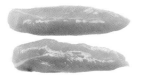

98kcal / 糖質量 **2.8**g

ささみのみそピーナッツ弁当

メインおかず
ささみのみそ
ピーナッツ焼き
… P23

総カロリー
277kcal

総糖質量
23.1g

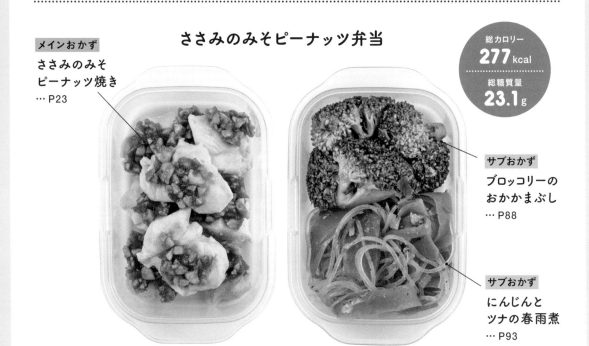

サブおかず
ブロッコリーの
おかかまぶし
… P88

サブおかず
にんじんと
ツナの春雨煮
… P93

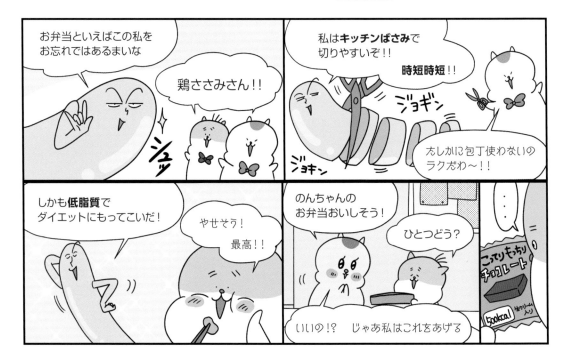

お弁当といえばこの私を
お忘れではあるまいな

鶏ささみさん！！

私は**キッチンばさみ**で
切りやすいぞ！！

時短時短！！

ジョギン

ジョキン

たしかに包丁使わないの
ラクだわ〜！！

しかも**低脂質**で
ダイエットにもってこいだ！

やせそう！

最高！！

のんちゃんの
お弁当おいしそう！

ひとつどう？

いいの!?　じゃあ私はこれをあげる

こってりもっちり
チョコレート

500kcal

生クリーム
入り

たっぷりのピーナッツでザクザク食感

ささみのみそピーナッツ焼き

15分

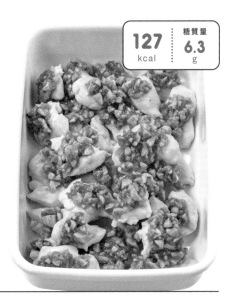

| 127 kcal | 糖質量 6.3 g |

材料（4人分）

鶏ささみ…6本（240g）
ピーナッツ…30g
A みそ…大さじ 1½
みりん…大さじ 1
砂糖…小さじ 1

作り方　冷蔵 3日 / 冷凍 2週間

1 鶏ささみはすじを除いてひと口大のそぎ切りにする。ピーナッツは砕いて**A**と混ぜ合わせる。

2 天板にアルミホイルを敷き、鶏肉を並べてオーブントースターで2分ほど焼く。

3 2を取り出して**A**を表面に塗り、さらに4〜5分ほど焼く。

調理ポイント

砕いたピーナッツで、コクと食感をプラス。

火を使わない

粉チーズ×卵でやみつき必至

鶏のチーズガーリックピカタ

15分

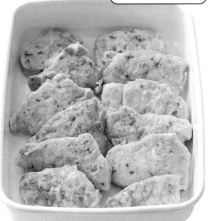

| 167 kcal | 糖質量 7.1 g |

材料（4人分）

鶏ささみ…6本（240g）
塩…小さじ¼
こしょう…少々
小麦粉…大さじ 1½
A 溶き卵…1個分
粉チーズ…大さじ 1½
パセリ（乾燥）…小さじ 1
おろしにんにく…小さじ ⅔
サラダ油…大さじ 2

作り方　冷蔵 3日 / 冷凍 2週間

1 鶏ささみはすじを除いてめん棒でたたいて薄く広げ、塩、こしょうをふってキッチンばさみで半分に切る。

2 1に小麦粉をまぶし、合わせた**A**をからめる。

3 フライパンにサラダ油を中火で熱して2を焼き、焼き色がついたら裏返して弱火にし、中まで火を通す。

包丁使わない

味つけはポン酢しょうゆにおまかせ

ささみとしいたけのポン酢蒸し

12分

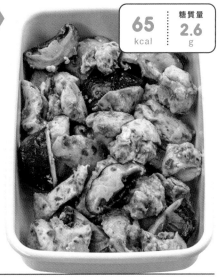

| 65 kcal | 糖質量 2.6 g |

材料（4人分）

鶏ささみ…6本（240g）
しいたけ…4枚
かつお節…2g
ポン酢しょうゆ…大さじ 2
水…大さじ 1

作り方　冷蔵 3日 / 冷凍 2週間

下ごしらえ
鶏ささみはすじを除いてひと口大に切り、しいたけは軸を落として半分に切る。

1 フライパンにすべての材料を入れて軽く混ぜ、ふたをして8分ほど蒸し焼きにする。

調理ポイント

うまみの強いきのこやかつお節を上手に使って味わい深い1品に。

ワンステップ

野菜もとれるコクうまおかず

ささみと野菜のみそマヨ炒め

15分

155 kcal ｜ 糖質量 3.9 g

火を使わない

材料（4人分）

鶏ささみ…6本（240g）
しめじ…1パック（100g）
キャベツ…100g
A マヨネーズ…大さじ2
　 みそ…大さじ1
　 酒…大さじ½
　 ごま油…大さじ1

作り方 冷蔵 3日 / 冷凍 1か月

1 鶏ささみはすじを除いてそぎ切りにし、合わせた **A** をもみ込む。しめじは石づきを落としてほぐし、キャベツはひと口大に切る。

2 耐熱容器に野菜、肉の順に入れ、ごま油を回し入れ、ふんわりとラップをして電子レンジで5分加熱する。

3 取り出してひと混ぜし、ラップをしてさらに2分加熱する。

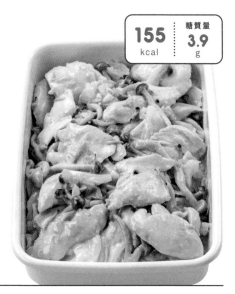

アジアンテイストの低カロリーおかず

ささみとスナップえんどうのナンプラー炒め

15分

103 kcal ｜ 糖質量 4.2 g

包丁使わない

材料（4人分）

鶏ささみ…6本（240g）
ヤングコーン（水煮）…4本
スナップえんどう…40g
サラダ油…大さじ1
A ナンプラー…大さじ1
　 レモン汁…小さじ2
　 砂糖…小さじ1

作り方 冷蔵 3日 / 冷凍 2週間

1 鶏ささみはすじを除いてヤングコーンとともにキッチンばさみで斜め半分に切る。スナップえんどうはすじを除いて斜め半分に切る。

2 フライパンにサラダ油を中火で熱し、1を炒める。

3 鶏肉に火が通ったら合わせた **A** を加え、汁けがなくなるまで炒め合わせる。

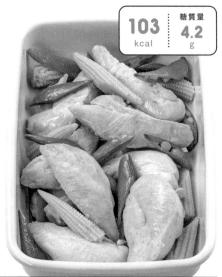

ピリリとした刺激がクセになる

鶏ささみのマヨ七味焼き

15分

162 kcal ｜ 糖質量 2.0 g

ワンステップ

材料（4人分）

鶏ささみ…6本（240g）
塩、酒、サラダ油…各少々
A マヨネーズ…大さじ4
　 黒いりごま…小さじ2
　 しょうゆ、七味唐辛子
　 …各小さじ½

作り方 冷蔵 3日 / 冷凍 1か月

下ごしらえ
鶏ささみはすじを除いて切り込みを入れて開き、塩、酒をふる。

1 アルミホイルにサラダ油を薄く塗り、鶏肉を並べる。混ぜ合わせた **A** を表面に塗り、オーブントースターでこんがりと焼く。

リメイク
ひと口大に切り、ぶつ切りにしてこんがりと焼いた長ねぎと串に刺せば、焼き鳥風に。

暑い季節にも食べたいさっぱりメイン

鶏ささみの梅肉あえ

15分

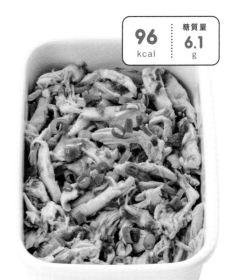

96 kcal	糖質量 6.1 g

材料（4人分）

鶏ささみ…6本（240g）
A 酒…大さじ2
　塩…少々
梅干し…大3個
B 酢…大さじ2
　しょうゆ…大さじ1
　砂糖、ごま油…各小さじ1
小ねぎ（小口切り）…適量

作り方　冷蔵3日/冷凍1か月

1 鶏ささみはすじを除いて切り込みを入れて開き、Aをもみ込んで5分ほどおく。

2 耐熱容器に1を入れ、ふんわりとラップをして電子レンジで4分加熱する。扉を開けずに粗熱がとれるまで蒸らし、手で食べやすく裂く。

3 梅干しは種を除いてたたいてボウルに入れ、Bと混ぜる。2を加えてあえ、小ねぎを散らす。

火を使わない

パクパクつまめておつまみにも

ささみの生ハム巻き

15分

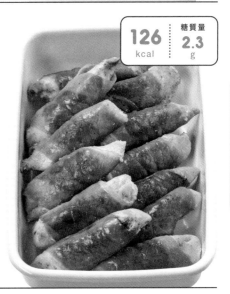

126 kcal	糖質量 2.3 g

材料（4人分）

鶏ささみ…6本（240g）
青じそ…6枚
生ハム…12枚
塩、こしょう…各少々
サラダ油…大さじ1

作り方　冷蔵3日/冷凍2週間

1 鶏ささみはすじを除いてキッチンばさみで斜め半分に切り、青じそは半分に切る。

2 生ハムに、青じそ、鶏肉の順にのせて巻く。全部で12本作り、塩、こしょうをふる。

3 フライパンにサラダ油を中火で熱し、2の巻き終わりを下にして並べる。焼き色がついたら上下を返し、ふたをして鶏肉に火を通す。

調理ポイント

塩けのある生ハムを使って、調味料の使用を最低限に。

包丁使わない

放置レシピ　冷蔵3日/冷凍2週間

バターを使ってコクまろに

ささみのホロホロカレー煮込み

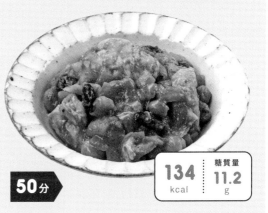

50分

134 kcal	糖質量 11.2 g

作り方＋材料（4人分）

1 鶏ささみはすじを除いて3等分のそぎ切りに、玉ねぎは1cm角に切る。ミックスビーンズ缶は缶汁をきる。

　鶏ささみ…6本（240g）　玉ねぎ…½個
　ミックスビーンズ缶…1缶（110g）

2 炊飯器にすべての材料を入れてよく混ぜ、普通に炊飯する。

　水…100mℓ　トマトケチャップ…大さじ2
　バター…10g　カレー粉…大さじ1
　コンソメスープの素（顆粒）…小さじ1
　塩…小さじ¼

鶏もも肉

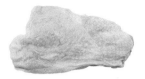

（100gあたり）

190 kcal / 糖質量 **0.0** g

チキン竜田弁当

総カロリー
436 kcal

総糖質量
35.8 g

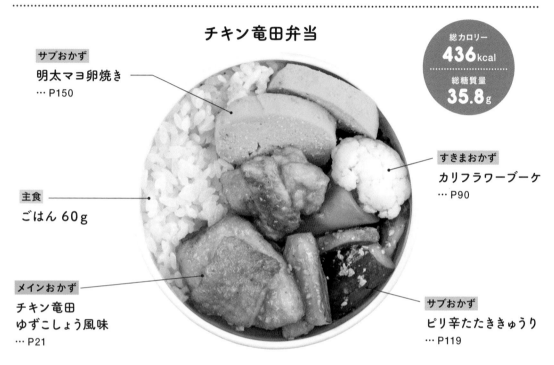

サブおかず
明太マヨ卵焼き
… P150

すきまおかず
カリフラワーブーケ
… P90

主食
ごはん 60g

メインおかず
チキン竜田
ゆずこしょう風味
… P21

サブおかず
ピリ辛たたききゅうり
… P119

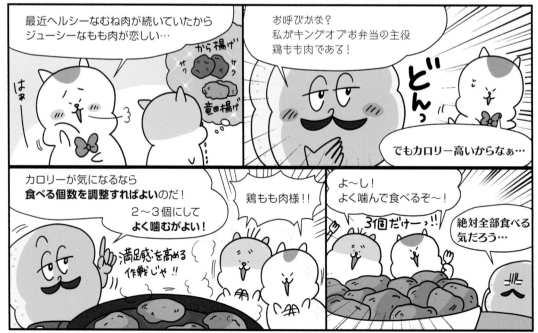

最近ヘルシーなむね肉が続いていたから
ジューシーなもも肉が恋しい…

から揚げ

竜田揚げ

お呼びかな？
私が"キング"オブお弁当の主役
鶏もも肉である！

どんっ

でもカロリー高いからなぁ…

カロリーが気になるなら
食べる個数を調整すればよいのだ！
2～3個にして
よく噛むがよい！

満足感を高める
作戦じゃ!!

鶏もも肉様!!

よ～し！
よく噛んで食べるぞ～！

3個だけーっ!!

絶対全部食べる
気だろう…

香味野菜たっぷりで元気がでる

蒸し鶏のねぎ香味だれ

15分

| **332** kcal | 糖質量 **3.6** g |

材料（4人分）

鶏もも肉…2枚（500g）
塩…小さじ1
こしょう…少々
酒…大さじ4
A 長ねぎ（みじん切り）
　　…½本分
　ごま油、酢、しょうゆ
　　…各大さじ2
　しょうが（みじん切り）、
　　砂糖…各小さじ1

作り方　冷蔵 **3**日 / 冷凍 **2**週間

1 鶏もも肉は塩、こしょうをふる。耐熱容器に入れて酒をふりかけ、ふんわりとラップをして電子レンジで5分加熱する。

2 取り出して上下を返し、ラップをしてさらに2分30秒加熱する。粗熱がとれるまで扉を開けずに蒸らし、食べやすく切る。

3 ボウルに**A**を混ぜ合わせ、**2**にかける。

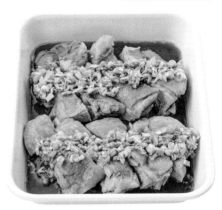

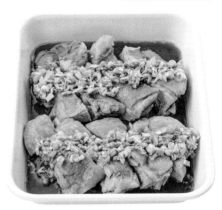火を使わない

ピリッとしたゆずこしょうがやみつき

チキン竜田 ゆずこしょう風味

15分

| **228** kcal | 糖質量 **9.8** g |

材料（4人分）

鶏もも肉（から揚げ用）
　…300g
A 酒…大さじ3
　ゆずこしょう…小さじ2
　塩…小さじ⅙
片栗粉、サラダ油…各適量

作り方　冷蔵 **3**日 / 冷凍 **2**週間

1 鶏もも肉は保存袋に入れて**A**を加えてもみ込む。

2 **1**の汁けをペーパータオルでふき取り、片栗粉を薄くまぶす。

3 フライパンに深さ1cmほどのサラダ油を中火で熱し、**2**を入れてこんがりと揚げ焼きにする。

調理ポイント

保存袋でもみ込めば、洗いものが減って時短。

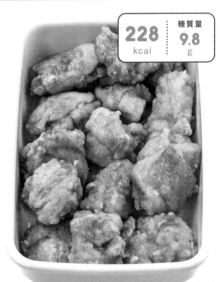

包丁使わない

甘じょっぱい煮汁がじんわりしみ込む

鶏もも肉と大根のしょうが煮

15分

| **188** kcal | 糖質量 **6.6** g |

材料（4人分）

鶏もも肉（から揚げ用）
　…300g
大根…¼本
しょうが（せん切り）…2片分
水…200ml
しょうゆ、酒、みりん
　…各大さじ2

作り方　冷蔵 **3**日 / 冷凍 **2**週間

下ごしらえ
　大根は皮をむいて1cm幅のいちょう切りにする。

1 深めのフライパンにすべての材料を入れて中火で熱し、煮立ったら落としぶたをして10分ほど煮る。

調理ポイント

火の通りにくい大根は小さめに切って、加熱時間を短縮。

ワンステップ

豚こま切れ肉

（100gあたり）

171kcal / 糖質量 **4.6**g

豚こまねぎみそ弁当

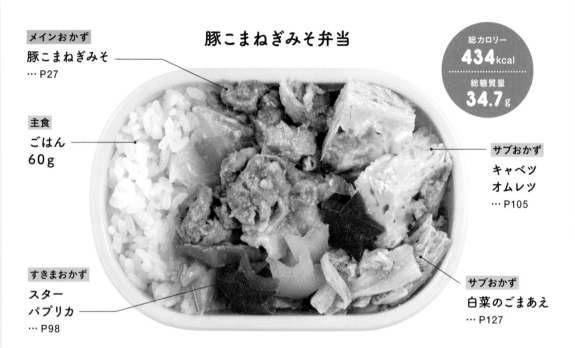

メインおかず
豚こまねぎみそ
… P27

主食
ごはん
60g

すきまおかず
スター
パプリカ
… P98

サブおかず
キャベツ
オムレツ
… P105

サブおかず
白菜のごまあえ
… P127

総カロリー
434kcal

総糖質量
34.7g

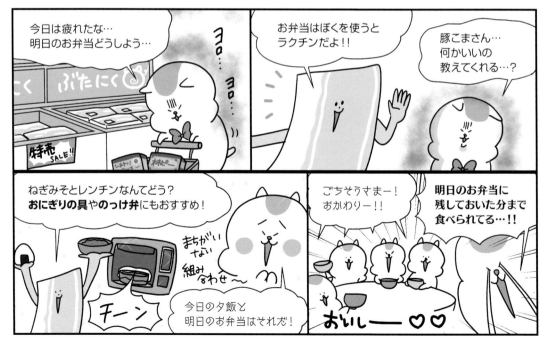

今日は疲れたな…
明日のお弁当どうしよう…

ヨロ… ヨロ…

ぶたにく

特売 SALE!!

お弁当はぼくを使うと
ラクチンだよ!!

豚こまさん…
何かいいの
教えてくれる…?

ねぎみそとレンチンなんてどう?
おにぎりの具やのっけ弁にもおすすめ!

まちがいない組み合わせ〜

チーン

今日の夕飯と
明日のお弁当はそれだ!

ごちそうさまー!
おかわりー!!

明日のお弁当に
残しておいた分まで
食べられてる…!!

おいしー♡♡

冷めてもおいしいしっかり味

豚こまねぎみそ

10分

169 kcal	糖質量 **7.7** g

材料（4人分）
豚こま切れ肉…300g
長ねぎ…1本
A しょうゆ、みそ、酒
　　…各大さじ1
　　ごま油…小さじ1
　　おろしにんにく…小さじ½

作り方　冷蔵3日／冷凍1か月
1　豚こま切れ肉は大きければ食べやすく切り、長ねぎは1cm幅の斜め切りにして耐熱容器に入れ、**A**を加えてよくもみ込む。
2　ふんわりとラップをして電子レンジで4〜5分加熱する。

やせテク
電子レンジを使って油の量をひかえ、カロリーダウン。

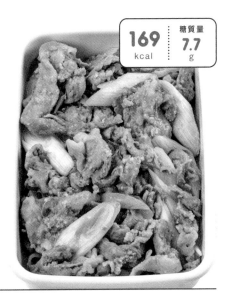

火を使わない

細切りのたけのこで手軽に調理

豚こまとたけのこの中華炒め

10分

160 kcal	糖質量 **5.0** g

材料（4人分）
豚こま切れ肉…300g
たけのこ（水煮・細切り）
　　…120g
塩、こしょう…各少々
ごま油…小さじ2
A 鶏がらスープの素（顆粒）
　　…小さじ2
　　おろししょうが…小さじ1

作り方　冷蔵3日／冷凍3週間
1　豚こま切れ肉は塩、こしょうをふり、たけのこは水けをきる。
2　フライパンにごま油を中火で熱し、**1**を入れて4〜5分炒めたら、**A**を加えてさっと炒め合わせる。

リメイク
豆腐にのせて中華風やっこに。

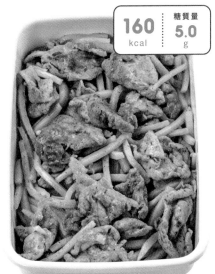

包丁使わない

持ち運びも安心な汁なしカレー

豚こまと玉ねぎのカレー蒸し

15分

168 kcal	糖質量 **7.2** g

材料（4人分）
豚こま切れ肉…300g
玉ねぎ…½個
カレールウ…20g
A 水…150㎖
　　酒…大さじ2

作り方　冷蔵3日／冷凍2週間
下ごしらえ
　玉ねぎは薄切りに、カレールウは細かく刻む。
1　鍋に**A**を入れて中火にかけ、沸騰したら豚こま切れ肉、玉ねぎ、カレールウを加え、汁けがなくなるまで煮る。お好みでパセリをふる。

調理ポイント
固形のカレールウは細かく刻んで加えると少量の水でも溶けやすくなる。

ワンステップ

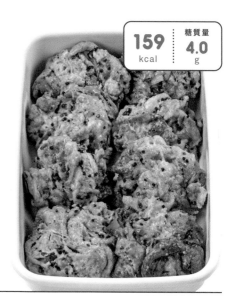

火を使わない

加熱はオーブントースターにおまかせ
豚こまマスタード焼き

15分

159 kcal ／ 糖質量 **4.0** g

材料（4人分）
豚こま切れ肉…300g
塩、こしょう…各少々
A マヨネーズ…大さじ1
　粒マスタード…小さじ2

作り方 冷蔵 3日 / 冷凍 2週間
1 豚こま切れ肉は塩、こしょうをふり、Aをもみ込む。
2 天板にアルミホイルを敷き、1を8等分にして平たく丸めて並べる。
3 2をオーブントースターでこんがり焼き色がつくまで10分ほど焼く。

リメイク
マヨネーズを薄くからめてオリーブ油で炒め、から焼きしたパン粉をふれば、揚げないミニカツ風に。

包丁使わない

卵の黄色がアクセントに
豚こま卵

10分

189 kcal ／ 糖質量 **4.4** g

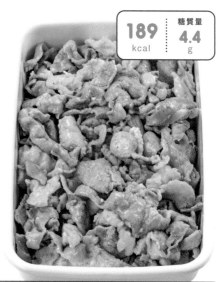

材料（4人分）
豚こま切れ肉…300g
溶き卵…2個分
塩、こしょう…各適量
マヨネーズ…大さじ1

作り方 冷蔵 3日 / 冷凍 2週間
1 豚こま切れ肉は塩、こしょうをふる。
2 フライパンを中火で熱し、マヨネーズ、豚肉を入れて肉に火が通るまで3〜4分炒める。
3 2に溶き卵を回し入れ、卵がかたまるまで1分ほど炒め合わせ、塩、こしょうで味を調える。

調理ポイント
フライパンを熱してからマヨネーズと豚肉を入れるとなじみやすい。

ワンステップ

蒸し焼きにしてヘルシーに
豚のオイスター炒め

10分

168 kcal ／ 糖質量 **7.1** g

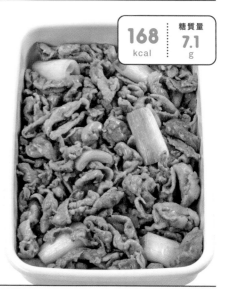

材料（4人分）
豚こま切れ肉…300g
長ねぎ…1本
A オイスターソース…大さじ1
　ごま油…小さじ2
　こしょう…少々

作り方 冷蔵 3日 / 冷凍 1か月
下ごしらえ
　豚こま切れ肉は大きければ食べやすく切り、長ねぎは3cm幅のぶつ切りにしてフライパンに入れ、Aをからめる。
1 ふたをして中火で7〜8分蒸し焼きにする。

調理ポイント
フライパンの中で調味料をからめることで洗いものが減る。

お酢の殺菌効果でおいしさキープ

| 10分 |

豚こまとなすの南蛮風

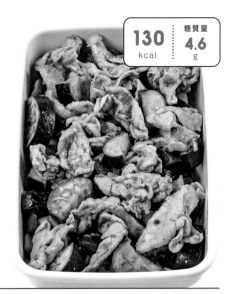

| **130** kcal | 糖質量 **4.6** g |

材料（4人分）

豚こま切れ肉…200g
なす…2本
ごま油…大さじ1
A しょうゆ、酢…各小さじ2
｜ 砂糖…小さじ1
｜ かつお節…2g

作り方　冷蔵3日 / 冷凍2週間

1 豚こま切れ肉は大きければ食べやすく切り、なすは1cm幅の半月切りにする。

2 耐熱容器に1を入れ、ごま油をからめたら、ふんわりとラップをして電子レンジで5〜6分加熱する。

3 2の水けをきり、Aを加えてからめる。

や せ テ ク

豚肉となすは揚げずに電子レンジでカロリーオフ。

火を使わない

小麦粉が煮汁を吸ってやわらかく

| 10分 |

豚肉と小松菜のさっと煮

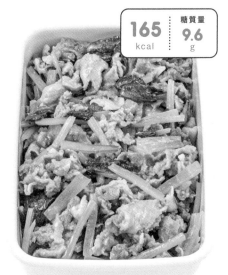

| **165** kcal | 糖質量 **9.6** g |

材料（4人分）

豚こま切れ肉…300g
小松菜…150g
小麦粉…大さじ1/2
A みりん…大さじ4
｜ 水…大さじ1 1/2
｜ しょうゆ…小さじ2
｜ 塩…小さじ2/3

作り方　冷蔵3日 / 冷凍3週間

1 豚こま切れ肉は小麦粉をまぶす。小松菜はキッチンばさみで根元を落として、4cm長さに切る。

2 耐熱容器に小松菜を入れ、合わせたAを回しかけて豚肉を広げてのせる。ふんわりとラップをして電子レンジで5〜6分加熱する。

リ メ イ ク

えのきだけをたっぷり加えた中華麺と炒めて、あっさり焼きそばに。

包丁使わない

| 放置レシピ | 冷蔵3日 / 冷凍1か月 |

具がたっぷりで食感も楽しい

豚と大根の炊き込みごはん

作り方 + 材料（8個分）

1 豚こま切れ肉はひと口大に切り、Aをもみ込む。米は洗って水に浸す。大根は1cm角に切り、しいたけは軸を落として薄切りにする。

豚こま切れ肉…150g
A しょうゆ、みりん…各大さじ1
｜ おろししょうが…小さじ1
米…2合　大根…100g　しいたけ…3個

2 炊飯器に水けをきった米、Bを入れ、2合の目盛りまで水を加えて混ぜる。1の具材をのせて普通に炊飯する。

B しょうゆ、みりん、酒…各大さじ1
｜ 塩…小さじ1/4

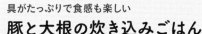

| 50分 |

| **179** kcal | 糖質量 **32.0** g |

（1個分）

豚もも薄切り肉

（100gあたり）

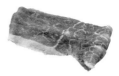

171kcal / 糖質量 **4.6**g

豚肉の青のり焼き弁当

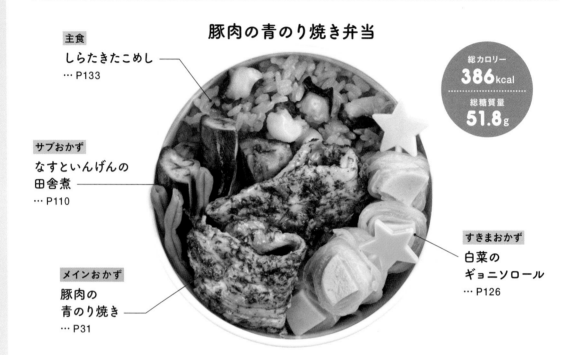

主食
しらたきたこめし
… P133

サブおかず
なすといんげんの
田舎煮
… P110

メインおかず
豚肉の
青のり焼き
… P31

総カロリー
386kcal

総糖質量
51.8g

すきまおかず
白菜の
ギョニソロール
… P126

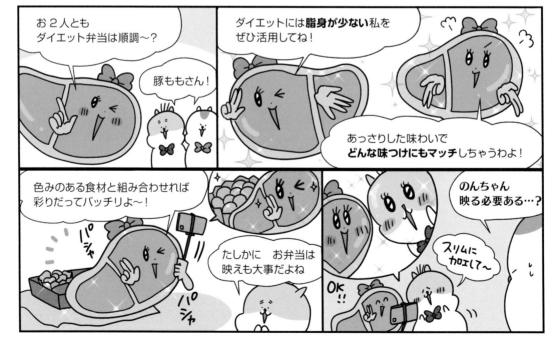

シャキッとしたえのきでかむ回数もアップ

豚とえのきの和風ナムル

10分

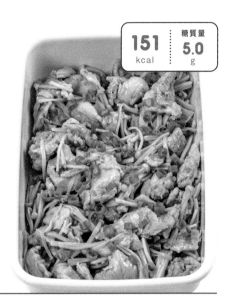

| 151 kcal | 糖質量 5.0 g |

材料（4人分）
豚もも薄切り肉…300g
えのきだけ…½袋（100g）
A 酒…小さじ1
　塩、こしょう…各少々
B しょうゆ…小さじ2
　ゆずこしょう、ごま油
　　…各小さじ1
小ねぎ（小口切り）…適量

作り方　冷蔵3日/冷凍2週間
1 豚もも薄切り肉は4cm幅に切り、Aをもみ込む。えのきだけは石づきを落として4cm長さに切る。
2 耐熱容器に1を入れ、ふんわりとラップをして電子レンジで4〜5分加熱し、水けをきる。
3 2にBを加えてあえて小ねぎを散らす。

やせテク
低カロリーで食物繊維が豊富なえのきだけを入れ、かさ増し＆カロリーダウン。

火を使わない

たっぷりのしょうがで体ぽかぽか

豚肉と枝豆のジンジャー炒め

10分

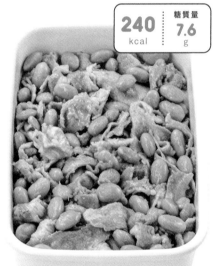

| 240 kcal | 糖質量 7.6 g |

材料（4人分）
豚もも薄切り肉…300g
枝豆（冷凍・さやなし）
　…200g
サラダ油…大さじ1
A しょうが（すりおろし）
　　…2片分
　しょうゆ…大さじ1½
　酒…大さじ½
　砂糖…小さじ1

作り方　冷蔵3日/冷凍2週間
1 豚もも薄切り肉はキッチンばさみで3等分に切り、枝豆は解凍する。
2 フライパンにサラダ油を中火で熱して豚肉を炒めて、火が通ったら枝豆、合わせたAを加えて炒め合わせる。

やせテク
しょうがには体を温め、血行を促進して新陳代謝を高める働きが。

包丁使わない

紅しょうがと青のりで色合い鮮やか

豚肉の青のり焼き

10分

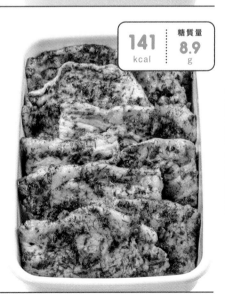

| 141 kcal | 糖質量 8.9 g |

材料（4人分）
豚もも薄切り肉…200g
紅しょうが（刻む）…30g
水…大さじ2
A 小麦粉…大さじ4
　青のり…大さじ3
　塩…小さじ⅓
サラダ油…小さじ2

作り方　冷蔵3日/冷凍2週間
下ごしらえ
　ボウルにAを混ぜ、豚もも薄切り肉を加えてまぶし、紅しょうが、水を加えて混ぜる。
1 フライパンにサラダ油を中火で熱し、豚肉を両面3〜4分焼く。

リメイク
せん切りキャベツにのせ、薄焼き卵で包んでとんぺい焼き風に。

ワンステップ

豚ロース薄切り肉

（100gあたり）

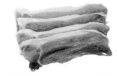

248kcal / 糖質量 **3.0**g

梅じそポーク弁当

メインおかず
梅じそポーク
… P33

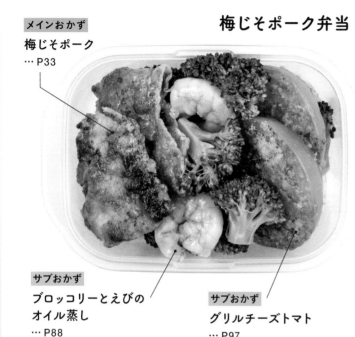

総カロリー
432kcal

総糖質量
26.7g

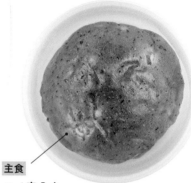

サブおかず
ブロッコリーとえびの
オイル蒸し
… P88

サブおかず
グリルチーズトマト
… P97

主食
ライ麦入り
ロールパン1個（30g）

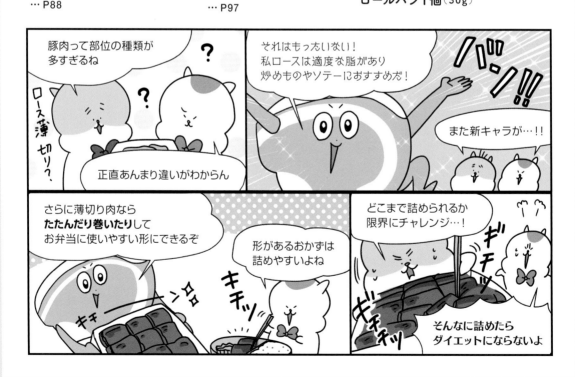

あっさりなのでソースをかけるのもおすすめ

豆苗の豚肉巻き

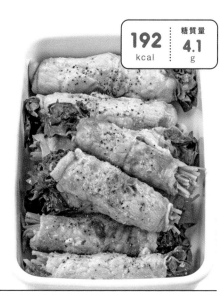

192 kcal ／ 糖質量 4.1 g

材料（4人分）
豚ロース薄切り肉…300g
豆苗…2袋
塩、こしょう…各少々
酒…大さじ3
粗びき黒こしょう…少々

作り方　冷蔵3日／冷凍2週間
1 豚ロース薄切り肉は8等分にして、塩、こしょうをふる。豆苗は根元を落として8等分にし、豚肉で巻く。
2 耐熱容器に1を並べ、酒をまんべんなくふりかける。ふんわりとラップをして電子レンジで5分加熱する。
3 取り出して上下を返し、ラップをしてさらに2〜3分加熱し、粗びき黒こしょうをふる。

やせテク
食感のある豆苗をたっぷり巻いてかさ増しし、満足度アップ。

豚肉と梅のうま酸っぱいゴールデンコンビ

梅じそポーク

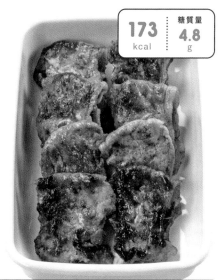

173 kcal ／ 糖質量 4.8 g

材料（4人分）
豚ロース薄切り肉…8枚（240g）
青じそ…8枚
練り梅…15g
塩、こしょう…各適量
小麦粉…大さじ½
サラダ油…小さじ1
A 水…小さじ2
　　めんつゆ（3倍濃縮）
　　　…小さじ1

作り方　冷蔵3日／冷凍1か月
1 豚ロース薄切り肉は片面に練り梅を等分に塗り、青じそを半分にたたんでのせ、2つ折りにする。
2 1に塩、こしょうをふり、小麦粉を薄くまぶす。
3 フライパンにサラダ油を中火で熱し、2を片面2分ずつ焼き、Aを加えて煮からめる。

ナンプラーで南国風の味わいに

豚ロースとしめじの
エスニック炒め

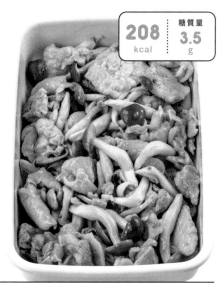

208 kcal ／ 糖質量 3.5 g

材料（4人分）
豚ロース薄切り肉…300g
しめじ…1パック（100g）
A ナンプラー…大さじ1½
　　おろししょうが…小さじ1
ごま油…大さじ1

作り方　冷蔵3日／冷凍1か月
下ごしらえ
豚ロース薄切り肉はひと口大に切り、Aをもみ込む。しめじは石づきを落としてほぐす。
1 フライパンにごま油を中火で熱し、すべての材料を入れて5〜6分炒める。

調理ポイント
ナンプラーはカロリーひかえめ＆味がかんたんに決まる。

牛こま切れ肉

（100gあたり）

196kcal / 糖質量 **4.6**g

牛肉の韓国風弁当

総カロリー
387kcal

総糖質量
38.7g

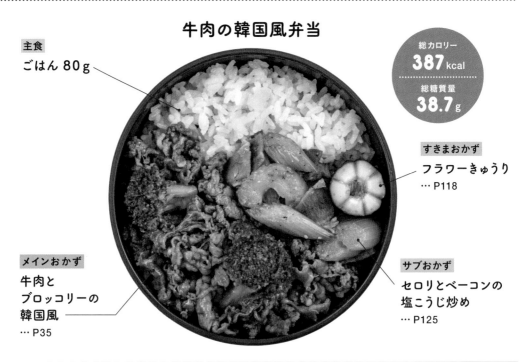

主食
ごはん 80g

すきまおかず
フラワーきゅうり
… P118

メインおかず
牛肉と
ブロッコリーの
韓国風
… P35

サブおかず
セロリとベーコンの
塩こうじ炒め
… P125

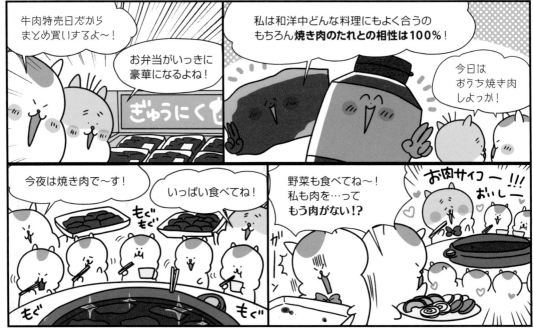

牛肉特売日だから
まとめ買いするよ〜！

お弁当がいっきに
豪華になるよね！

ぎゅうにく

私は和洋中どんな料理にもよく合うの
もちろん**焼き肉のたれとの相性は100％！**

今日は
おうち焼き肉
しよっか！

今夜は焼き肉で〜す！

いっぱい食べてね！

もぐ
もぐ
もぐ

野菜も食べてね〜！
私も肉を…って
もう肉がない!?

お肉サイコー！！！

おいしー

食材のうまみが甘辛い味つけとよくからむ

牛肉のケチャップ炒め

10分

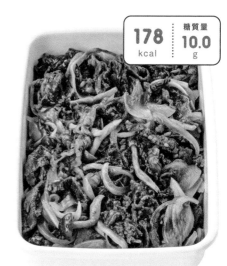

178 kcal ／ 糖質量 **10.0** g

材料（4人分）
牛こま切れ肉…300g
玉ねぎ…½個
しめじ…½パック（50g）
A トマトケチャップ、
　ウスターソース
　…各大さじ2
　塩、こしょう…各少々

やせテク

こってりしたメインおかずのときは、ヘルシーなサブおかずを選んで、お弁当全体でカロリーを調整して。

作り方　冷蔵3日／冷凍1か月
1 牛こま切れ肉は合わせたAをもみ込む。玉ねぎは薄切り、しめじは石づきを落としてほぐす。
2 耐熱容器に玉ねぎ、しめじ、牛肉の順に入れ、ふんわりとラップをして、電子レンジで4分加熱する。
3 取り出して全体を混ぜ、ラップをしてさらに2分加熱する。

しらたきをしっかり炒めて保存性アップ

牛肉としらたきの炒め煮

15分

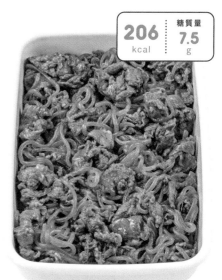

206 kcal ／ 糖質量 **7.5** g

材料（4人分）
牛こま切れ肉…300g
しらたき（アク抜き不要
　のもの）…1袋（200g）
ごま油…大さじ1
A だし汁…200mℓ
　しょうゆ…大さじ3
　酒、砂糖…各大さじ1

作り方　冷蔵3日／冷凍×
1 しらたきはキッチンばさみでざく切りにし、フライパンでからいりする。
2 鍋にごま油を中火で熱し、牛こま切れ肉、1を炒める。肉に火が通ったら合わせたAを加えて煮汁がほとんどなくなるまで煮る。

下ゆでしないからシャキッとおいしい

牛肉とブロッコリーの韓国風

15分

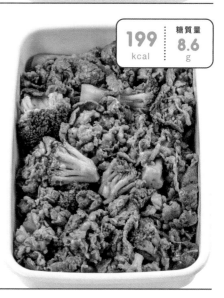

199 kcal ／ 糖質量 **8.6** g

材料（4人分）
牛こま切れ肉…300g
ブロッコリー…1株
A 焼き肉のたれ（市販）
　…大さじ1
　コチュジャン、ごま油
　…各小さじ2

作り方　冷蔵3日／冷凍1か月
下ごしらえ
　牛こま切れ肉はAをもみ込み、ブロッコリーは小房に分ける。
1 フライパンにすべての材料を入れて中火で熱し、火が通るまで7〜8分炒める。

リメイク

ごはんにのせて牛プルコギ丼風に。

牛もも薄切り肉

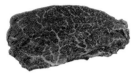

（100gあたり）

196kcal / 糖質量 **4.6**g

牛肉とピーマンのチーズ焼き弁当

総カロリー
392kcal

総糖質量
14.9g

メインおかず
牛肉とピーマンの
チーズ焼き
… P37

サブおかず
しらたき
チャプチェ
… P161

サブおかず
はんぺん入り
キャベツバーグ
… P103

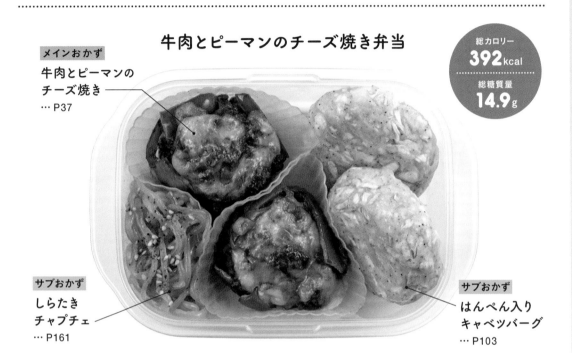

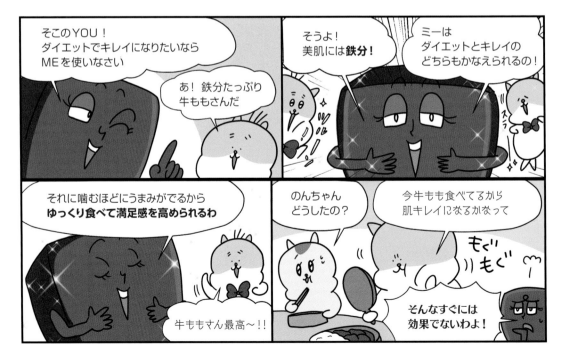

そこのYOU！
ダイエットでキレイになりたいなら
MEを使いなさい

あ！鉄分たっぷり
牛ももさんだ

そうよ！
美肌には**鉄分**！

ミーは
ダイエットとキレイの
どちらもかなえられるの！

それに噛むほどにうまみがでるから
ゆっくり食べて満足感を高められるわ

牛ももさん最高〜！！

のんちゃん
どうしたの？

今牛もも食べてるから
肌キレイになるかなって

もぐ
もぐ

そんなすぐには
効果でないわよ！

かわいいけどボリューム満点

牛肉とピーマンのチーズ焼き

15分

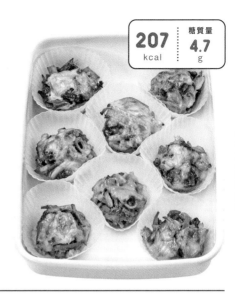

| 207 kcal | 糖質量 4.7 g |

材料（4人分）
牛もも薄切り肉…300g
ピーマン…3個
A しょうゆ、ごま油
　　…各小さじ2
　　鶏がらスープの素
　　（顆粒）…小さじ1
　　こしょう…少々
ピザ用チーズ…40g

調理ポイント
加熱時に焦げそうな場合は、アルミホイルをかぶせる。

作り方　冷蔵3日/冷凍2週間
1　牛もも薄切り肉は細切りにする。ピーマンはヘタと種を除いて細切りにし、半分の長さに切る。
2　ボウルに1、Aを混ぜ、シリコンカップ8個に等分に入れ、ピザ用チーズをのせる。
3　2を天板に並べ、オーブントースターで10分焼く。

火を使わない

焼き肉のたれで味つけかんたん

牛肉のねぎ巻き

10分

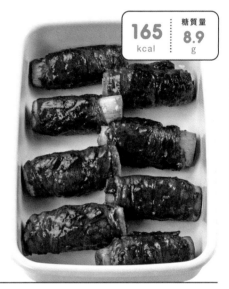

| 165 kcal | 糖質量 8.9 g |

材料（4人分）
牛もも薄切り肉
　　…8枚（240g）
長ねぎ…2本
サラダ油…大さじ½
焼き肉のたれ（市販）
　　…大さじ2

リメイク
チーズをのせて焼いて、牛ねぎチーズ焼きに。

作り方　冷蔵3日/冷凍1か月
1　長ねぎはキッチンばさみで長さを4等分にし、数か所切り目を入れて牛もも薄切り肉を巻きつける。
2　フライパンにサラダ油を中火で熱し、1の巻き終わりを下にして並べ、途中転がしながら3分焼く。
3　肉に火が通ったら弱火にし、焼き肉のたれを加え、からめながら焼く。

包丁使わない

太切りにしたこんにゃくで満足感アップ

牛肉とこんにゃくのピリ辛炒め

10分

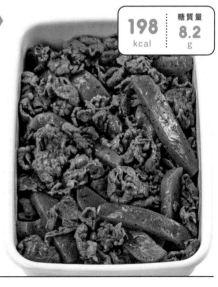

| 198 kcal | 糖質量 8.2 g |

材料（4人分）
牛もも薄切り肉…300g
こんにゃく（アク抜き
　不要のもの）…200g
サラダ油…小さじ2
A しょうゆ、みりん
　　…各大さじ2
　　七味唐辛子…適量

リメイク
温かいごはんと混ぜ、和風だしの素（顆粒）を加えて、かんたん炊き込みごはん風に。

作り方　冷蔵3日/冷凍✕
下ごしらえ
　牛もも薄切り肉、こんにゃくは食べやすい大きさに切る。
1　フライパンにサラダ油を中火で熱し、牛肉とこんにゃくを5～6分炒め、Aを加えて炒め合わせる。

ワンステップ

鶏ひき肉

（100gあたり）

171kcal / 糖質量 **3.4**g

のりつくね弁当

すきまおかず
アスパラ串
… P106

主食
ごはん 80g

メインおかず
のりつくね
… P39

総カロリー
439kcal

総糖質量
43.4g

サブおかず
大根の
梅わさびあえ
… P123

メインおかず
油揚げと小松菜の
レンチン卵とじ
… P79

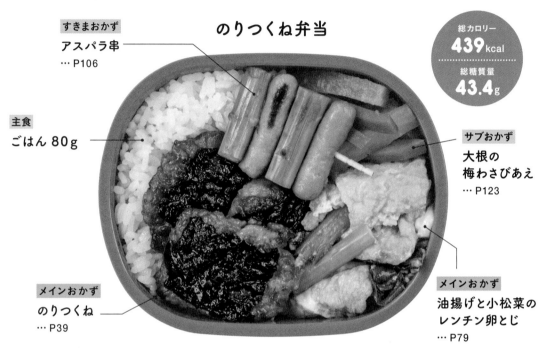

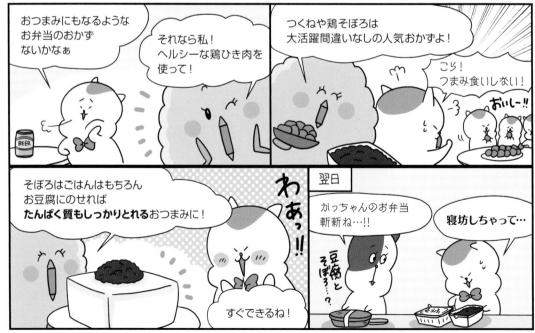

おつまみにもなるような
お弁当のおかず
ないかなぁ

それなら私！
ヘルシーな鶏ひき肉を
使って！

つくねや鶏そぼろは
大活躍間違いなしの人気おかずよ！

こら！
つまみ食いしない！

おいしー!!

そぼろはごはんはもちろん
お豆腐にのせれば
たんぱく質もしっかりとれるおつまみに！

わぁっ!!

すぐできるね！

翌日

かっちゃんのお弁当
斬新ね…!!

豆腐とそぼろ…？

寝坊しちゃって…

低カロリーのきのこがうまみをプラス

鶏ひき肉のレンチンみそ煮

15分

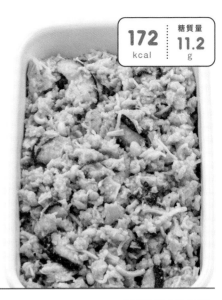

172 kcal ┃ 糖質量 11.2 g

材料（4人分）

鶏ひき肉…250g
えのきだけ…½袋（100g）
しいたけ…5枚
A みそ、酒、みりん
　　…各大さじ2
　しょうが（みじん切り）、
　　片栗粉…各大さじ1

作り方　冷蔵 4日 / 冷凍 1か月

1 えのきだけは石づきを落として2cm長さに切り、しいたけは軸を落として薄切りにする。

2 耐熱容器に鶏ひき肉、Aを入れてよく混ぜ、1を加えてさらに混ぜる。ふんわりとラップをして電子レンジで3分加熱する。

3 取り出してよく混ぜ、ラップをせずにさらに4分加熱する。

調理ポイント

肉に下味をつけてから加熱し、味なじみをよく。

見た目も味もTHEお弁当

のりつくね

12分

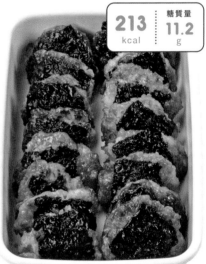

213 kcal ┃ 糖質量 11.2 g

材料（4人分）

鶏ひき肉…350g
長いも…100g
片栗粉…大さじ1
焼きのり（全形）…1枚
サラダ油…大さじ½
A しょうゆ、酒…各大さじ2
　みりん…大さじ1

作り方　冷蔵 3日 / 冷凍 1か月

1 長いもはピーラーで皮をむいてすりおろし、ボウルに入れて鶏ひき肉、片栗粉とともに練り混ぜ、16等分に平たく丸める。

2 焼きのりは16等分にちぎる。

3 フライパンにサラダ油を中火で熱し、1を並べ、2をのせる。ふたをして5分ほど焼き、上下を返して両面焼いたら合わせたAを加えてからめる。

調理ポイント

長いものすりおろしを入れることでふわふわ食感に。

定番そぼろをにんにく風味で

鶏肉のガーリックそぼろ

10分

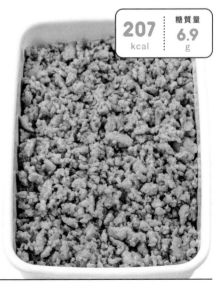

207 kcal ┃ 糖質量 6.9 g

材料（4人分）

鶏ひき肉…400g
サラダ油…大さじ½
しょうゆ…大さじ3
みりん…大さじ1
おろししょうが、
　おろしにんにく
　　…各小さじ½

作り方　冷蔵 3日 / 冷凍 1か月

1 フライパンにサラダ油を中火で熱し、残りの材料をすべて入れてほぐしながら炒める。

調理ポイント

泡立て器を使って崩すように炒めると、ひき肉がパラパラになる。

豚ひき肉

（100gあたり）

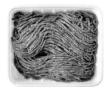

209kcal / 糖質量 **0.1**g

小松菜入り棒ぎょうざ弁当

サブおかず
なすとみょうがの
一本漬け
… P111

サブおかず
ごま塩かぼちゃ
… P141

サブおかず
しいたけと
エリンギの佃煮風
… P157

総カロリー
363kcal

総糖質量
50.6g

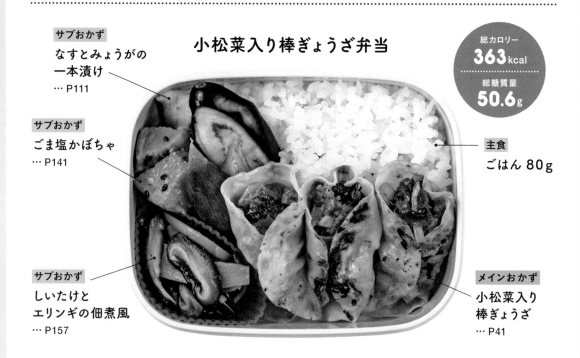

主食
ごはん 80g

メインおかず
小松菜入り
棒ぎょうざ
… P41

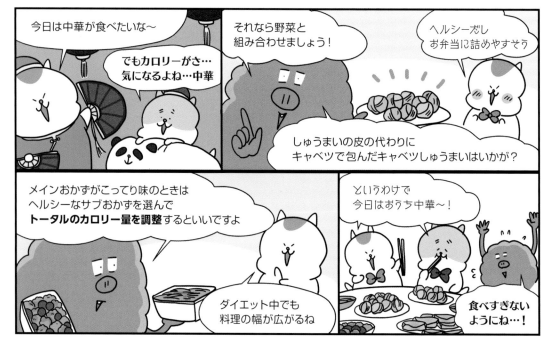

今日は中華が食べたいな〜

でもカロリーがさ…
気になるよね…中華

それなら野菜と
組み合わせましょう！

ヘルシーだし
お弁当に詰めやすそう

しゅうまいの皮の代わりに
キャベツで包んだキャベツしゅうまいはいかが？

メインおかずがこってり味のときは
ヘルシーなサブおかずを選んで
トータルのカロリー量を調整するといいですよ

ダイエット中でも
料理の幅が広がるね

というわけで
今日はおうち中華〜！

食べすぎない
ようにね…！

しゅうまいの皮を使わないからヘルシー

キャベツしゅうまい

15分

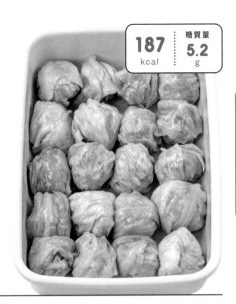

187 kcal | 糖質量 5.2 g

材料（4人分）

豚ひき肉…300g
キャベツ…4枚
A しょうゆ…大さじ 1½
オイスターソース
…大さじ½
おろししょうが…小さじ 1
片栗粉…小さじ 2

調理ポイント

キャベツはあらかじめ電子レンジで加熱すると、しんなりして肉だねにかぶせやすい。

作り方　冷蔵 3日 / 冷凍 1か月

1 キャベツは芯を除き、ひと口大にちぎる。耐熱容器に入れて、ラップをせずに電子レンジで 2分加熱する。

2 ボウルに豚ひき肉、**A** を練り混ぜ、20等分に丸めて片栗粉をふる。

3 耐熱容器にオーブンシートを敷き、**2** を片栗粉をふった面を上にして並べる。**1** をかぶせて包み、ふんわりラップをして電子レンジで 6分30秒加熱する。

包まずくっつけるだけのラクチンぎょうざ

小松菜入り棒ぎょうざ

15分

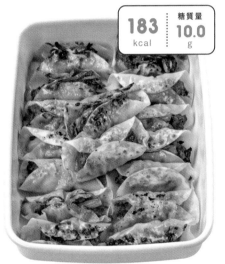

183 kcal | 糖質量 10.0 g

材料（4人分）

豚ひき肉…200g
小松菜…2株
A しょうゆ…小さじ 2
鶏がらスープの素（顆粒）
…小さじ½
ぎょうざの皮…16枚
B 水…小さじ 2
片栗粉…小さじ 1
ごま油…大さじ 1

作り方　冷蔵 3日 / 冷凍 1か月

1 小松菜はキッチンばさみで根元を落として 2cm長さに切る。

2 ボウルに豚ひき肉、**1**、**A** を練り混ぜて 16等分にし、ぎょうざの皮に棒状にしてのせる。混ぜ合わせた **B** を縁につけて折りたたむ。

3 フライパンにごま油を中火で熱し、**2** を並べてふたをする。途中裏返して火が通るまで 5分ほど焼く。

1品弁当でもイケるボリューム

お肉たっぷり麻婆春雨

10分

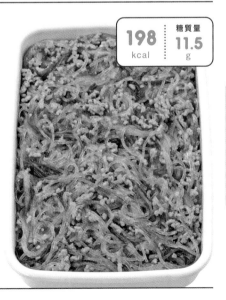

198 kcal | 糖質量 11.5 g

材料（4人分）

豚ひき肉…250g
春雨（乾燥）…40g
にら…½束
ごま油…大さじ½
水…300mℓ
焼き肉のたれ（市販）
…大さじ 2
豆板醤…小さじ 2
しょうゆ…小さじ½

調理ポイント

春雨をもどさず煮ることで、豚肉のうまみがしみ込む。

作り方　冷蔵 3日 / 冷凍 1か月

下ごしらえ
春雨は食べやすい長さに切り、にらは 3cm長さに切る。

1 フライパンにごま油を中火で熱し、すべての材料を入れ、ひき肉をほぐしながら煮る。

（100gあたり）

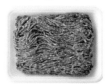

合いびき肉

222kcal / 糖質量 **1.2**g

ひき肉ステーキ弁当

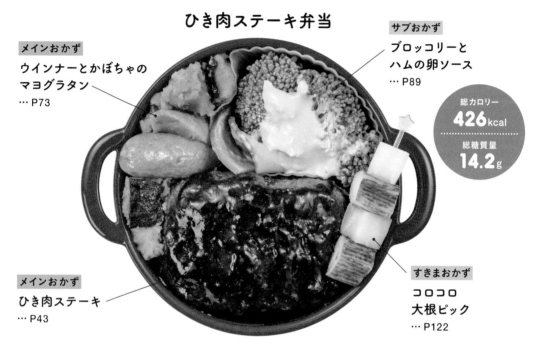

メインおかず
ウインナーとかぼちゃの
マヨグラタン
… P73

サブおかず
ブロッコリーと
ハムの卵ソース
… P89

総カロリー
426kcal

総糖質量
14.2g

メインおかず
ひき肉ステーキ
… P43

すきまおかず
コロコロ
大根ピック
… P122

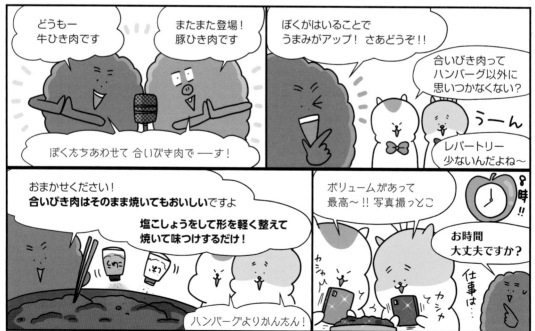

どうもー
牛ひき肉です

またまた登場！
豚ひき肉です

ぼくたちあわせて 合いびき肉で ── す！

ぼくがはいることで
うまみがアップ！ さあどうぞ!!

合いびき肉って
ハンバーグ以外に
思いつかなくない？

うーん

レパートリー
少ないんだよね〜

おまかせください！
合いびき肉はそのまま焼いてもおいしいですよ
塩こしょうをして形を軽く整えて
焼いて味つけするだけ！

ハンバーグよりかんたん！

ボリュームがあって
最高〜!! 写真撮っとこ

8時
!!

お時間
大丈夫ですか？

カシャ

カシャ

仕事は…

かんたんエスニック弁当はいかが？

レンチンガパオ

15分

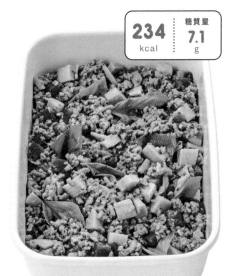

234 kcal ｜ 糖質量 7.1 g

材料（4人分）
合いびき肉…300g
パプリカ（赤）…1個
たけのこ（水煮）…1本
A にんにく（みじん切り）
　　…1片分
　　赤唐辛子（種を除いて
　　　小口切り）…½本分
　　ナンプラー、オイスター
　　　ソース…各大さじ1½
　　サラダ油…大さじ1
　　砂糖…小さじ1
　　こしょう…少々
バジルの葉…適量

作り方　冷蔵4日 / 冷凍2週間
1　パプリカはヘタと種を除いて
　1cm角に切る。たけのこも1cm
　角に切る。
2　耐熱容器に合いびき肉、**1**、**A**を
　入れて混ぜる。ラップをせずに
　電子レンジで5分加熱する。
3　取り出して全体を混ぜ、ラップ
　をせずにさらに2分加熱した
　ら、ちぎったバジルを加えて
　さっくり混ぜる。

火を使わない

大迫力の見た目でお弁当がいっきに豪華に

ひき肉ステーキ

15分

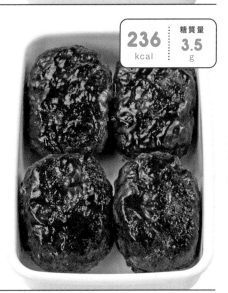

236 kcal ｜ 糖質量 3.5 g

材料（4人分）
合いびき肉…400g
塩、こしょう…各少々
A しょうゆ…大さじ2
　　焼き肉のたれ（市販）
　　　…大さじ1

作り方　冷蔵3日 / 冷凍1か月
1　合いびき肉は塩、こしょうをふ
　り、4等分にして形を整える。
2　フライパンに**1**を並べ、弱めの
　中火で5分焼く。裏返してふた
　をし、5～6分焼いたら、余分
　な油をふき取り、**A**を加えてか
　らめる。

やせテク
油を使わず、ひき肉からしみ
でる油で焼き、さらに余分な
油をふき取ってヘルシーに。

包丁使わない

豆たっぷりでおなかも満足

チリコンカン

10分

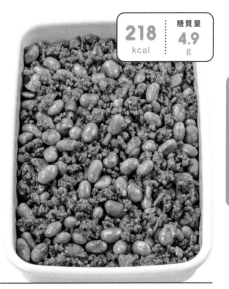

218 kcal ｜ 糖質量 4.9 g

材料（4人分）
合いびき肉…200g
大豆（水煮）…200g
にんじん…½本
オリーブ油…大さじ1
トマトケチャップ…大さじ2
チリパウダー…大さじ½
コンソメスープの素（顆粒）
　　…小さじ1

作り方　冷蔵3日 / 冷凍1か月
下ごしらえ
　にんじんは皮をむいて5mm角に
　切る。大豆は水けをきる。
1　鍋にオリーブ油を中火で熱し、
　残りの材料をすべて入れてひ
　き肉をほぐしながら6分ほど炒
　める。

リメイク
少量のショートパスタを加え
て、具だくさんパスタに。

ワンステップ

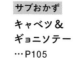

Column 01

のっけ弁カタログ

インパクト大！

組み合わせおかずで作るのっけ弁をご紹介します。
この本のおかずから好きなものを好きなだけ
のっけるだけで、ヘルシー弁当が即完成します。

＊ごはんはすべて80gです。

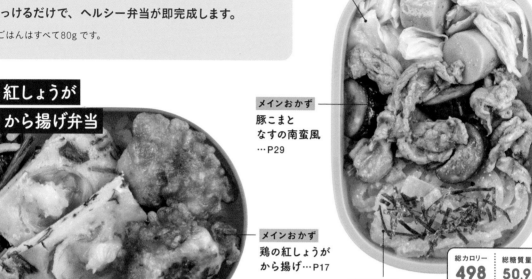

**豚こま
南蛮風弁当**

サブおかず
キャベツ＆
ギョニソテー
…P105

メインおかず
豚こまと
なすの南蛮風
…P29

サブおかず
玉ねぎの明太子あえ
…P129

総カロリー	総糖質量
498 kcal	50.9 g

**紅しょうが
から揚げ弁当**

メインおかず
鶏の紅しょうが
から揚げ…P17

総カロリー	総糖質量
471 kcal	40.6 g

サブおかず
小松菜と
もやしのマリネ…P117

サブおかず
えびとみつばの
和風オムレツ…P151

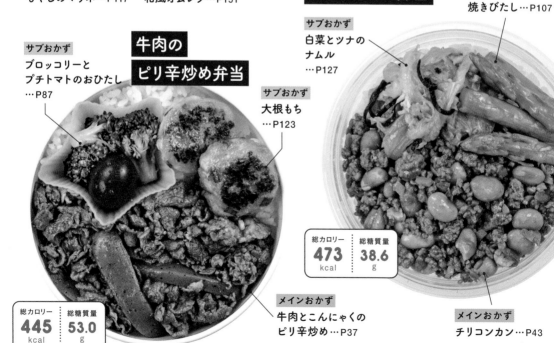

チリコンカン弁当

サブおかず
アスパラガスの
焼きびたし…P107

サブおかず
白菜とツナの
ナムル
…P127

サブおかず
ブロッコリーと
プチトマトのおひたし
…P87

**牛肉の
ピリ辛炒め弁当**

サブおかず
大根もち
…P123

総カロリー	総糖質量
473 kcal	38.6 g

総カロリー	総糖質量
445 kcal	53.0 g

メインおかず
牛肉とこんにゃくの
ピリ辛炒め…P37

メインおかず
チリコンカン…P43

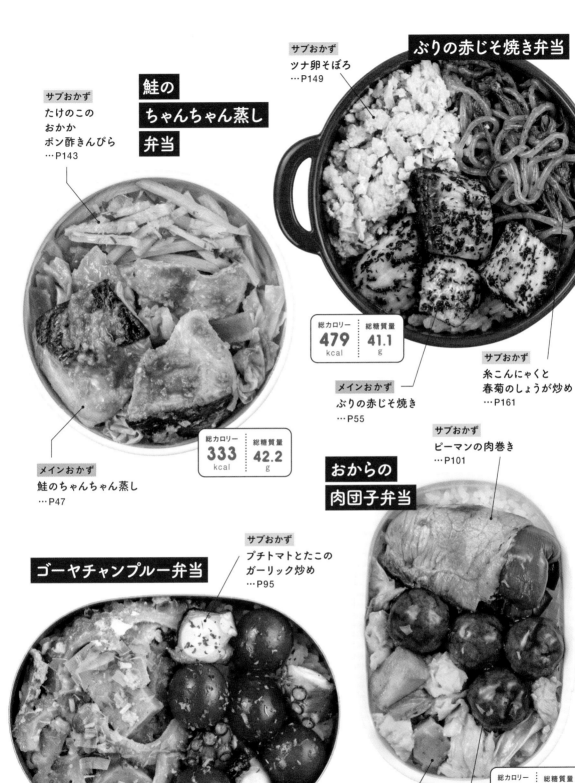

サブおかず
たけのこの
おかか
ポン酢きんぴら
…P143

**鮭の
ちゃんちゃん蒸し
弁当**

サブおかず
ツナ卵そぼろ
…P149

ぶりの赤じそ焼き弁当

総カロリー	総糖質量
479 kcal	**41.1** g

サブおかず
糸こんにゃくと
春菊のしょうが炒め
…P161

メインおかず
ぶりの赤じそ焼き
…P55

メインおかず
鮭のちゃんちゃん蒸し
…P47

総カロリー	総糖質量
333 kcal	**42.2** g

サブおかず
ピーマンの肉巻き
…P101

**おからの
肉団子弁当**

サブおかず
プチトマトとたこの
ガーリック炒め
…P95

ゴーヤチャンプルー弁当

メインおかず
ランチョンミートの
ゴーヤチャンプルー
…P72

総カロリー	総糖質量
552 kcal	**39.7** g

メインおかず
厚揚げとキャベツと
卵のオイスター炒め
…P78

総カロリー	総糖質量
546 kcal	**41.4** g

メインおかず
おから肉団子の
甘酢あん
…P79

鮭

生鮭（100gあたり）

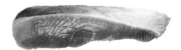

124kcal / 糖質量 **3.9**g

鮭のクリームチーズ弁当

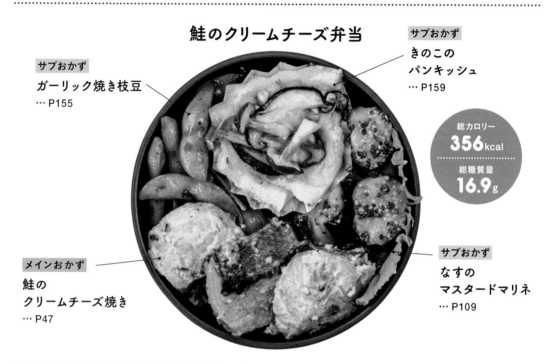

サブおかず
ガーリック焼き枝豆
… P155

サブおかず
きのこの
パンキッシュ
… P159

総カロリー
356kcal

総糖質量
16.9g

メインおかず
鮭の
クリームチーズ焼き
… P47

サブおかず
なすの
マスタードマリネ
… P109

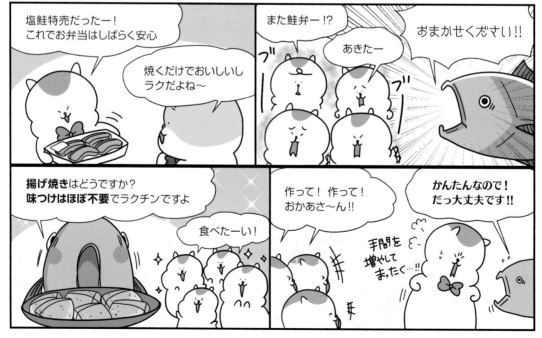

甘いみそだれが鮭とよく合う

鮭のちゃんちゃん蒸し

15分

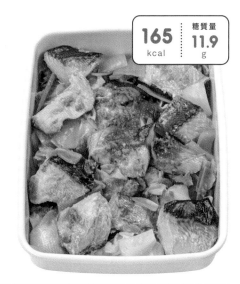

165 kcal ／ 糖質量 11.9 g

材料（4人分）

生鮭…小4切れ（320g）
キャベツ…250g
玉ねぎ…½個
にんじん…½本
A みそ、酒…各大さじ2
　みりん…大さじ1

作り方　冷蔵3日／冷凍1か月

1 生鮭は3等分に切り、キャベツ、玉ねぎはざく切りにする。にんじんは皮をむいて短冊切りにする。

2 耐熱容器に1を入れて合わせたAをかけ、ふんわりとラップをして電子レンジで8分加熱する。

火を使わない

やせテク
油を使わず蒸すのでヘルシー。野菜もしっかりとれる。

蒸すことで鮭の身がふっくら

鮭ときのこの包み蒸し

12分

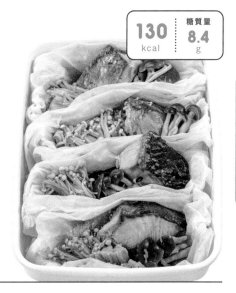

130 kcal ／ 糖質量 8.4 g

材料（4人分）

生鮭…小4切れ（320g）
しめじ…1パック（100g）
えのきだけ…½袋（100g）
めんつゆ（3倍濃縮）
　…大さじ4

作り方　冷蔵3日／冷凍1か月

1 生鮭はキッチンばさみで半分に切る。きのこは石づきを落としてしめじはほぐし、えのきだけは半分の長さに切る。

2 オーブンシート4枚に1を等分にのせ、めんつゆを加えて包む。

3 耐熱容器に並べて、ラップをせずに電子レンジで8分加熱する。

包丁使わない

調理ポイント
蒸気が逃げないよう、オーブンシートはしっかり包んで。

みそとクリームチーズの最強コンビ

鮭のクリームチーズ焼き

12分

149 kcal ／ 糖質量 4.5 g

材料（4人分）

生鮭…小4切れ（320g）
クリームチーズ…50g
みそ…小さじ4

作り方　冷蔵3日／冷凍1か月

下ごしらえ
生鮭は3等分に切る。耐熱容器にクリームチーズを入れ、ラップをせずに電子レンジで20秒加熱してみそと混ぜる。

1 天板にアルミホイルを敷き、みそだれをからめた鮭を並べる。オーブントースターで8分焼く。

ワンステップ

調理ポイント
クリームチーズやみそが焦げそうなときは、途中でアルミホイルをかぶせて中までしっかり火を通す。

鮭の即席みそ焼き

のっけ弁にもちょうどいい味

12分

165 kcal ／ 糖質量 11.7 g

材料（4人分）
生鮭…4切れ（400g）
塩…少々
A みそ…大さじ2½
　砂糖…大さじ2
　酒…大さじ1½

作り方 冷蔵4日／冷凍1か月
1 アルミホイルを敷いた天板に生鮭を並べて塩をふり、オーブントースターで4分焼く。
2 1に合わせたAの半量を塗って3分焼く。残りのAを塗り、さらに3分焼く。

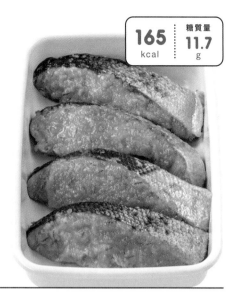

リメイク
ゆでてつぶしたじゃがいもとあわせ、和風ポテトサラダに。

塩鮭ののりごま揚げ

しっかり味で冷めても味わい深い

10分

245 kcal ／ 糖質量 7.5 g

材料（4人分）
甘塩鮭…小4切れ（320g）
A 片栗粉…大さじ2
　白いりごま…小さじ1
　青のり…小さじ½
サラダ油…大さじ3

作り方 冷蔵3日／冷凍1か月
1 塩鮭はキッチンばさみでひと口大に切り、混ぜ合わせたAをまぶす。
2 フライパンにサラダ油を中火で熱し、1を5分ほど揚げ焼きにする。

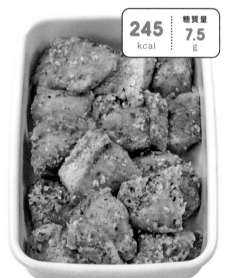

やせテク
片栗粉は小麦粉に比べて吸油率が低いので、カロリーをおさえられる。

鮭フレーク

いりごまを使って風味よく

10分

200 kcal ／ 糖質量 4.7 g

材料（4人分）
甘塩鮭…4切れ（400g）
酒…大さじ½
白いりごま…大さじ1

作り方 冷蔵4日／冷凍2週間
下ごしらえ
　耐熱容器に甘塩鮭をのせて酒をふる。
1 ふんわりとラップをして、電子レンジで6〜7分加熱する。骨と皮を除き、粗くほぐして白いりごまを加え、さっくりと混ぜる。

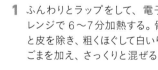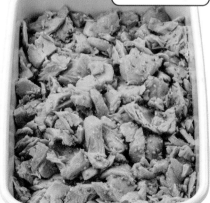

リメイク
おにぎりやパスタ、卵焼きの具材に。

火を使わない
包丁使わない
ワンステップ

ガツンとした風味がたまらない

鮭と白菜の
にんにく塩バター蒸し

12分

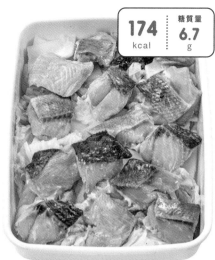

174 kcal ｜ 糖質量 6.7 g

材料（4人分）
生鮭…4切れ（400g）
白菜…400g
A バター…20g
　おろしにんにく…小さじ1
　塩…小さじ½

作り方　冷蔵3日/冷凍1か月
1 生鮭、白菜はひと口大に切る。
2 耐熱容器に白菜、鮭の順に入れ、Aをのせる。ふんわりとラップをして電子レンジで8分加熱し、さっくりと混ぜる。

リメイク
コンソメスープといっしょにスープジャーに入れ、具だくさんおかずスープに。

火を使わない

仕上げのレモンであと味さわやか

鮭の照り焼き

15分

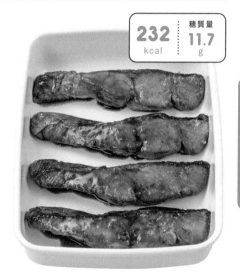

232 kcal ｜ 糖質量 11.7 g

材料（4人分）
生鮭…4切れ（400g）
A しょうが（すりおろし）
　…1片分
　しょうゆ…大さじ2
　酒、みりん…各大さじ1
　砂糖…小さじ2
小麦粉…適量
サラダ油…大さじ1
バター…25g
レモン汁…小さじ2

作り方　冷蔵3日/冷凍1か月
1 生鮭はAを漬け込んで5分ほどおき、汁けをふいて小麦粉をまぶす。漬け汁はとっておく。
2 フライパンにサラダ油とバターを中火で熱し、1を両面こんがりと焼く。
3 1の漬け汁を加えてからめ、火を止めてレモン汁をふりかける。

包丁使わない

放置レシピ 冷蔵3日/冷凍1週間

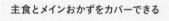

主食とメインおかずをカバーできる
サーモンのケークサレ

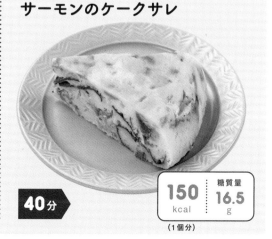

作り方＋材料（8個分）
1 生鮭は熱湯をかけ、骨と皮を除いて粗くほぐす。ほうれん草は2cm長さに切る。ボウルにAを混ぜ、鮭、ほうれん草を加えて混ぜる。
　生鮭…小4切れ（320g）　ほうれん草…2株
　A ホットケーキミックス…150g
　　牛乳…150mℓ　溶き卵…1個分
　　粉チーズ…大さじ2
　　コンソメスープの素（顆粒）…小さじ1
2 炊飯器にサラダ油少々（分量外）を塗って1を入れ、普通に炊飯する。竹串を刺してみて、生地がつくようなら再度普通に炊飯する。

40分

150 kcal ｜ 糖質量 16.5 g
（1個分）

さば

生さば（100gあたり）

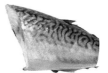

211kcal / 糖質量 **6.2**g

さば照り弁当

総カロリー
442kcal

総糖質量
51.4g

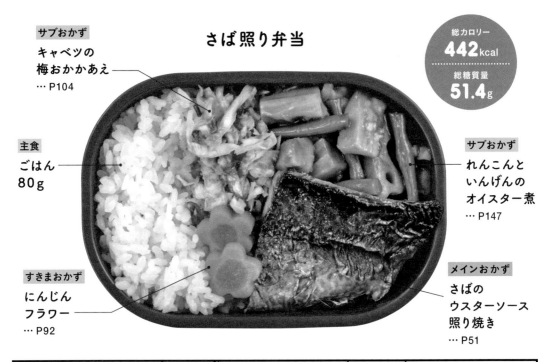

サブおかず
キャベツの
梅おかかあえ
… P104

主食
ごはん
80g

すきまおかず
にんじん
フラワー
… P92

サブおかず
れんこんと
いんげんの
オイスター煮
… P147

メインおかず
さばの
ウスターソース
照り焼き
… P51

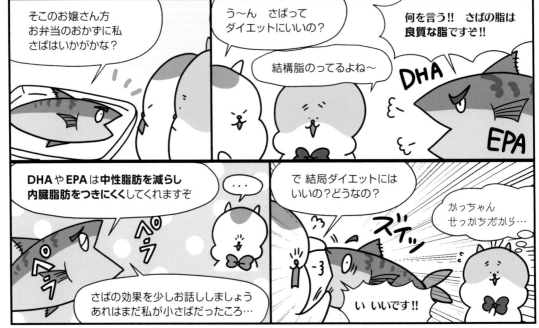

そこのお嬢さん方
お弁当のおかずに私
さばはいかがかな？

う〜ん さばって
ダイエットにいいの？

結構脂のってるよね〜

何を言う!! さばの脂は
良質な脂ですぞ!!

DHA

EPA

**DHA や EPA は中性脂肪を減らし
内臓脂肪をつきにくく**してくれますぞ

…

さばの効果を少しお話ししましょう
あれはまだ私が小さばだったころ…

で 結局ダイエットには
いいの？どうなの？

かっちゃん
せっかちだから…

ズデッ

い いいです!!

脂ののったさばもさっぱり食べられる

さばのレモン蒸し

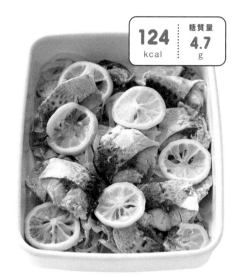

15分

124 kcal / 糖質量 4.7 g

材料（4人分）
生さば（半身）…2枚（300g）
玉ねぎ、レモン…各½個
A オリーブ油…大さじ1
しょうゆ…小さじ1
塩…小さじ¼

作り方　冷蔵 3日 / 冷凍 3週間

1 生さばは2cm幅のそぎ切りにする。

2 玉ねぎは薄切りに、レモンは薄い輪切りにする。

3 耐熱容器に **2** の玉ねぎを敷き、さば、レモンの順にのせて**A**を加える。ふんわりとラップをして電子レンジで7分加熱する。粗熱がとれるまで扉を開けずに蒸らす。

火を使わない

定番がひと味違うおいしさに

さばのウスターソース照り焼き

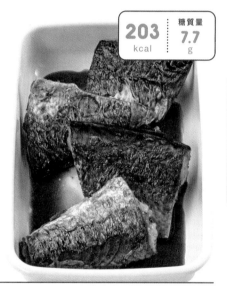

10分

203 kcal / 糖質量 7.7 g

材料（4人分）
生さば（半身）…2枚（300g）
サラダ油…大さじ1
A ウスターソース…大さじ2
しょうゆ、酒…各大さじ1

作り方　冷蔵 3日 / 冷凍 1か月

1 生さばはキッチンばさみで半分に切る。

2 フライパンにサラダ油を中火で熱し、**1**を両面こんがりと焼いて**A**をからめる。

やせテク
照り焼きに必須のみりんや砂糖は使わず、果物や野菜の甘みを生かしたウスターソースで味つけ。

包丁使わない

塩さばなら下味をつける手間なし

塩さばの竜田揚げ

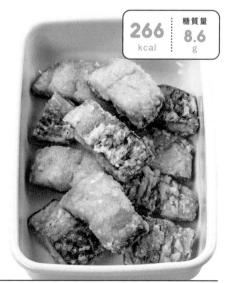

8分

266 kcal / 糖質量 8.6 g

材料（4人分）
塩さば（半身）…2枚（300g）
片栗粉、サラダ油
　…各大さじ2

作り方　冷蔵 3日 / 冷凍 1か月

下ごしらえ
　塩さばはひと口大に切り、片栗粉をまぶす。

1 フライパンにサラダ油を中火で熱し、さばを両面こんがりと揚げ焼きにする。

やせテク
脂質の多いさばは少量の油で揚げ焼きに。

ワンステップ

たら・めかじき ぶり・いわし あじ

たら（100gあたり）

72kcal /
糖質量 **3.5**g

めかじき（100gあたり）
139kcal /
糖質量 **4.7**g

ぶり（100gあたり）
222kcal /
糖質量 **7.7**g

スパイシーあじ弁当

メインおかず
あじのスパイシー
カリカリ焼き
… P57

主食
ごはん
80g

サブおかず
アスパラガスの
ハニーマスタードあえ
… P107

総カロリー
391kcal

総糖質量
48.8g

すきまおかず
ちくわ
ブロッコリー
… P86

サブおかず
にんじんの
ハーブホイル焼き
… P93

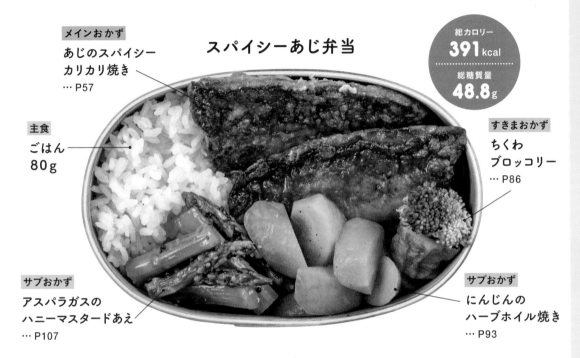

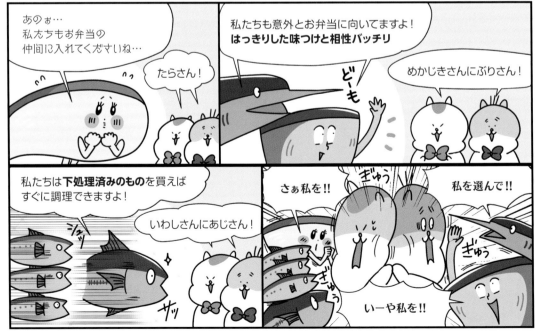

あのぉ…
私たちもお弁当の
仲間に入れてくださいね…

たらさん！

私たちも意外とお弁当に向いてますよ！
はっきりした味つけと相性バッチリ

ど–も

めかじきさんにぶりさん！

私たちは**下処理済みのもの**を買えば
すぐに調理できますよ！

いわしさんにあじさん！

さぁ私を!!

私を選んで!!

い–や私を!!

ハーブで冷めても香りよく

たらのハーブパン粉焼き

15分

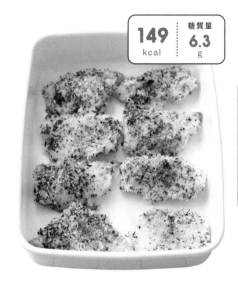

149 kcal ｜ 糖質量 6.3 g

材料（4人分）
甘塩たら…4切れ（400g）
酒、マヨネーズ…各大さじ2
A パン粉…大さじ5
　粉チーズ…大さじ1
　パセリ（乾燥）…小さじ2

作り方　冷蔵 2日 / 冷凍 2週間
1　甘塩たらはひと口大に切り、酒をふる。
2　1の汁けをペーパータオルでふき、両面に薄くマヨネーズを塗る。合わせた **A** をまぶす。天板にアルミホイルを敷いて並べ、オーブントースターで5分焼き、裏返して同様に焼く。

調理ポイント
衣がしっかりつくように、マヨネーズをまんべんなく塗る。

火を使わない

しそで和風なピカタはいかが？

たらの青じそピカタ

15分

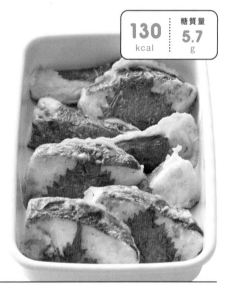

130 kcal ｜ 糖質量 5.7 g

材料（4人分）
生たら…4切れ（400g）
塩、こしょう…各少々
小麦粉…大さじ1
青じそ…8枚
溶き卵…1個分
サラダ油…大さじ1

作り方　冷蔵 2日 / 冷凍 3週間
1　生たらはキッチンばさみで半分に切り、塩、こしょうをふり、小麦粉をまぶす。
2　1に青じそを巻き、溶き卵にくぐらせる。
3　フライパンにサラダ油を中火で熱し、2を入れてふたをして弱火で焼き色がつくまで焼く。ふたをはずして裏返し、同様に焼く。

包丁使わない

10分で味がしみしみ

たらのしょうがじょうゆ煮

10分

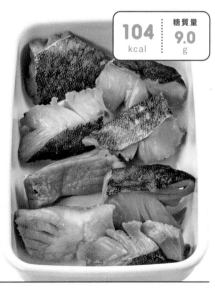

104 kcal ｜ 糖質量 9.0 g

材料（4人分）
生たら…4切れ（400g）
A 水…50㎖
　しょうゆ、みりん
　　…各大さじ2
　おろししょうが、砂糖
　　…各小さじ1

作り方　冷蔵 3日 / 冷凍 1か月
下ごしらえ
　生たらは半分に切る。
1　鍋にたら、**A** を入れ、ふたをして中火で4～5分煮る。

調理ポイント
途中焦げそうな場合は、弱火にして様子を見て。

ワンステップ

しょうがを加えてさっぱりとした辛さに

めかじきのキムチ蒸し

15分

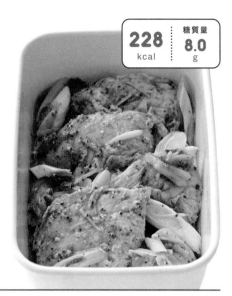

| 228 kcal | 糖質量 8.0 g |

火を使わない

材料（4人分）

めかじき…4切れ（400g）
長ねぎ…1本
しょうが（せん切り）…1片分
白菜キムチ…150g
塩、こしょう…各少々
酒、ごま油…各大さじ2

作り方 冷蔵3日 / 冷凍3週間

1 めかじきは塩、こしょうをふる。

2 長ねぎは1cm幅の斜め切りにする。

3 耐熱容器に1を並べ入れて、2、しょうが、白菜キムチをのせ、酒、ごま油をかける。ふんわりとラップをして、電子レンジで5分加熱する。粗熱がとれるまで扉を開けずに蒸らす。

シンプルにうまい中華風炒め

めかじきとアスパラの塩炒め

15分

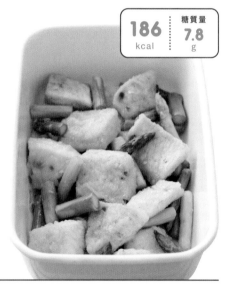

| 186 kcal | 糖質量 7.8 g |

包丁使わない

材料（4人分）

めかじき…4切れ（400g）
グリーンアスパラガス…8本
塩、こしょう…各少々
片栗粉…大さじ1
サラダ油…大さじ1
A 水…大さじ3
　鶏がらスープの素（顆粒）
　　…小さじ1
　塩…小さじ½

作り方 冷蔵2日 / 冷凍2週間

1 めかじきはキッチンばさみでひと口大に切って塩、こしょうをふり、片栗粉をまぶす。

2 グリーンアスパラガスは根元を折ってキッチンばさみで4等分にする。耐熱容器に入れてふんわりとラップをして電子レンジで2分加熱する。

3 フライパンにサラダ油を中火で熱し、1を入れて両面こんがりと焼く。2、Aを加え、汁けがなくなるまで炒め合わせる。

片栗粉でパサつかず味もしっかり

めかじきのカレー焼き

12分

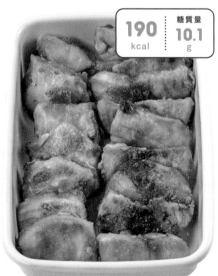

| 190 kcal | 糖質量 10.1 g |

ワンステップ

材料（4人分）

めかじき…4切れ（400g）
塩…少々
A めんつゆ（3倍濃縮）
　　…大さじ2
　カレー粉…小さじ½
　おろしにんにく…小さじ⅓
片栗粉…大さじ2
オリーブ油…大さじ1

リメイク

パプリカなどの野菜といっしょに炒めて、カラフルなおかずに。

作り方 冷蔵3日 / 冷凍1か月

下ごしらえ
　めかじきは4等分に切って塩をふり、Aを加えてもみ込み、片栗粉をまぶす。

1 フライパンにオリーブ油を中火で熱し、めかじきを入れて両面こんがりと焼く。

トースターで焼くだけなのにふんわり

ぶりの赤じそ焼き

15分

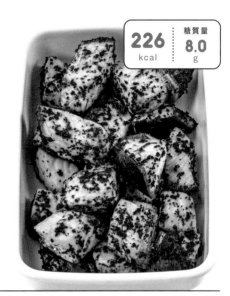

226 kcal ｜ 糖質量 **8.0** g

材料（4人分）

ぶり…4切れ（400g）
赤じそ風味ふりかけ…大さじ1
サラダ油…少々

作り方　冷蔵 **3日** / 冷凍 **1か月**

1　ぶりは食べやすい大きさに切り、赤じそ風味ふりかけをまんべんなくまぶす。

2　天板にアルミホイルを敷き、サラダ油を薄く塗って **1** を並べ、オーブントースターで 10 〜 12 分ほど焼く。

リメイク

細かくほぐし、ごはんと混ぜて
おにぎりに。

仕上げの山椒で香りよく

ぶりの角煮

15分

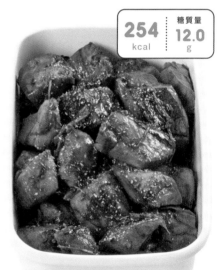

254 kcal ｜ 糖質量 **12.0** g

材料（4人分）

ぶり…4切れ（400g）
塩…少々
A しょうゆ…大さじ 2½
　酒…大さじ 2
　みりん…大さじ 1
　砂糖…小さじ 1
しょうが（せん切り）…1片分
粉山椒…適量

作り方　冷蔵 **2日** / 冷凍 **2週間**

1　ぶりはキッチンばさみでひと口大に切って塩をふる。

2　**1** を熱湯でゆで、色が変わったらザルにあげて水けをきる。

3　鍋に **2**、**A**、しょうがを入れ、ときどき混ぜながら弱火で汁がなくなるまで煮て、粉山椒をふる。

ピリッとした刺激がたまらない

ぶりの黒こしょう煮

15分

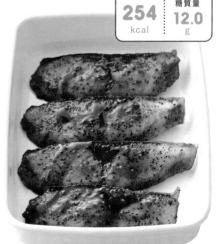

254 kcal ｜ 糖質量 **12.0** g

材料（4人分）

ぶり…4切れ（400g）
塩、粗びき黒こしょう
　…各少々
A 水…50mℓ
　しょうゆ…大さじ 2
　酒、みりん…各大さじ 1
　おろしにんにく…小さじ¼

作り方　冷蔵 **2日** / 冷凍 **2週間**

下ごしらえ
　ぶりは塩をふって少しおき、ペーパータオルで水けをふく。粗びき黒こしょうをまんべんなくふる。

1　フライパンに **A** を中火で煮立て、ぶりを加えて汁けがなくなるまで煮る。

ハーブが冷めてもふわっと香る

いわしのハーブ焼き

15分

| **101** kcal | 糖質量 **3.6** g |

材料（4人分）
いわし（3枚おろし）
…4尾分（400g）
A 塩…小さじ⅓
バジル（乾燥）…小さじ½
オリーブ油…小さじ4

作り方　冷蔵 3日 / 冷凍 2週間
1 天板にアルミホイルを敷き、いわしを皮を下にして並べてAをふり、オリーブ油を回しかける。
2 オーブントースターで10分ほど焼く。

やせテク
何かと面倒な青魚もオーブントースターを使えば調理がかんたん。

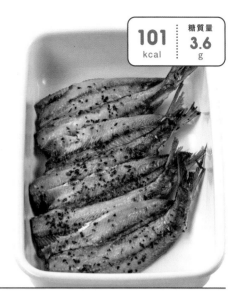

甘じょっぱい味は子どもも大好き

いわしの照り焼き

15分

| **117** kcal | 糖質量 **8.3** g |

材料（4人分）
いわし（3枚おろし）
…4尾分（400g）
塩、こしょう…各少々
片栗粉、サラダ油
…各大さじ1
A しょうゆ、みりん、酒
…各大さじ1
おろししょうが…小さじ1

作り方　冷蔵 3日 / 冷凍 1か月
1 いわしは尾をキッチンばさみで切り落とし、塩、こしょうをふり、片栗粉をまぶす。
2 フライパンにサラダ油を中火で熱し、1を並べて両面こんがりと焼く。
3 2に火が通ったら、Aを加えてからめる。

調理ポイント
片栗粉を薄くまぶして焼くことで、少ない調味料でも味がしみ込みやすくなる。

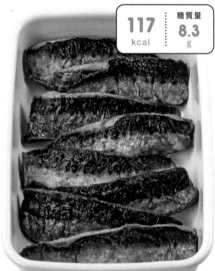

うまみのある梅だれがよくしみる

いわしの梅蒸し

10分

| **75** kcal | 糖質量 **5.7** g |

材料（4人分）
いわし（開き）
…4尾分（400g）
A 練り梅…10g
水…60mℓ
白だし、酒…各大さじ2

作り方　冷蔵 3日 / 冷凍 1か月
1 鍋にAを入れて中火で熱し、煮立ったらいわしを加え、落としぶたをして4〜5分煮る。

調理ポイント
しっかり水分をとばすため、汁けがなくなるまで煮る。

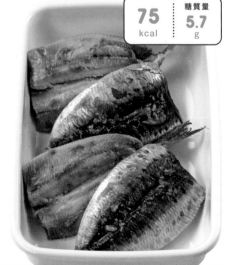

たっぷりのごまをまとって香ばしく

あじの甘辛ごままぶし

12分

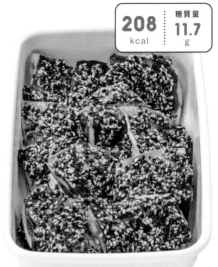

208 kcal ｜ 糖質量 **11.7** g

材料（4人分）

あじ（3枚おろし）
　…4尾分（600g）
小麦粉…適量
A しょうゆ、酒、砂糖
　　…各大さじ 2
B 白いりごま、黒いりごま
　　…各大さじ 3

作り方　冷蔵 **4** 日 / 冷凍 **2** 週間

1 あじは半分の長さに切って小麦粉を薄くまぶす。
2 耐熱容器に **1** を入れて、合わせた **A** を回し入れる。ラップをせずに電子レンジで 3〜5 分加熱する。
3 取り出して熱いうちに **B** をからめる。

リメイク
粗くほぐしてごはんにのせ、だし汁をかけてお茶漬けに。

食感とスパイシーさが決め手

あじのスパイシー カリカリ焼き

15分

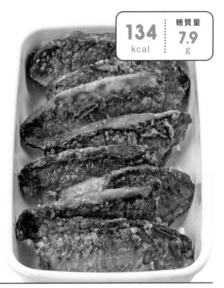

134 kcal ｜ 糖質量 **7.9** g

材料（4人分）

あじ（3枚おろし）…4尾分
A しょうゆ…大さじ 2
　　おろししょうが…小さじ 1
片栗粉…大さじ 2
オリーブ油…大さじ 1
B 塩、カレー粉…各少々

作り方　冷蔵 **3** 日 / 冷凍 **2** 週間

1 あじは **A** に 5 分漬け込み、片栗粉をまぶす。
2 フライパンにオリーブ油を中火で熱し、**1** を両面こんがりと焼く。
3 **2** に **B** をふる。

こってり味がお弁当にぴったり

あじのマヨマスタード焼き

15分

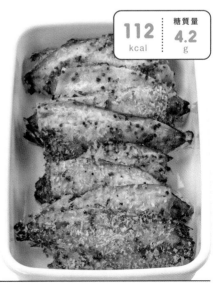

112 kcal ｜ 糖質量 **4.2** g

材料（4人分）

あじ（3枚おろし）…4尾分
塩、こしょう…各少々
A マヨネーズ…大さじ 1
　　粒マスタード…小さじ 1
パン粉…大さじ 2

作り方　冷蔵 **3** 日 / 冷凍 **1** か月

下ごしらえ
　天板にアルミホイルを敷き、あじを皮を下にして並べて塩、こしょうをふり、**A** を塗ってパン粉をのせる。
1 オーブントースターで 10 分ほど焼く。

調理ポイント
途中焦げそうな場合は、アルミホイルをかぶせる。

えび・たこ・シーフードミックス

えび（100gあたり）

82kcal /
糖質量 **3.3**g

たこ（100gあたり）

91kcal /
糖質量 **6.9**g

シーフードミックス（100gあたり）

88kcal /
糖質量 **5.4**g

ガーリックシュリンプ弁当

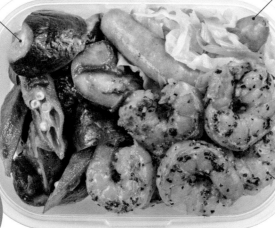

サブおかず
なすとオクラの
チリトマト
… P109

メインおかず
ウインナーとキャベツの
ビネガー蒸し
… P70

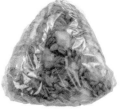

主食
もち麦チーズの
焼きおにぎり 1個
… P135

メインおかず
ガーリックシュリンプ
… P59

総カロリー
416kcal

総糖質量
35.7g

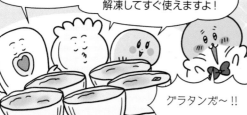

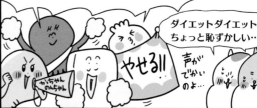

プリップリのえびとたこはいかがですかー！
ヘルシーでお弁当にもぴったりですよ!!

いいね！おすすめの
食べ方ある!?

私はゆでてマヨネーズとあえれば
ボリュームのあるおかずに！

私は**糖質低め**だから
揚げものだって罪悪感ナシ！

私たちシーフードミックスを使えば
さらにラクチン！

解凍してすぐ使えますよ！

グラタンだ〜!!

私たちは！ ダイエットを！
おいしくダイエットしたい人たちの！
ダイエットを！ 全力で応援します!!

ダイエットダイエット
ちょっと恥ずかしい…

やせる!!

声が
でかい
のよ…

香味野菜たっぷりで冷めてもおいしい

えびのラクラク酒蒸し

15分

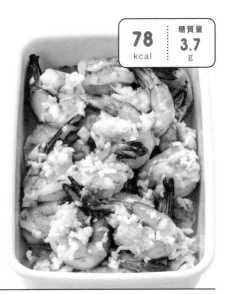

78 kcal ｜ 糖質量 3.7 g

材料（4人分）

えび（殻つき）…20尾（400g）
酒、片栗粉…各大さじ1
長ねぎ（みじん切り）…½本分
A にんにく（すりおろし）、
　しょうが（すりおろし）
　…各½片分
　酒…大さじ2
　塩…小さじ½
レモン汁…少々

作り方　冷蔵3日 / 冷凍1か月

1 えびは尾を残して殻をむき、背わたを除く。酒、片栗粉をもみ込み、洗って水けをふく。

2 ボウルに長ねぎ、Aを混ぜ合わせる。

3 耐熱容器に1を入れて2をかけ、ふんわりとラップをして電子レンジで3〜4分加熱し、レモン汁をふりかける。

火を使わない

うまみと塩けのバランスが絶妙

えびのマヨ昆布あえ

10分

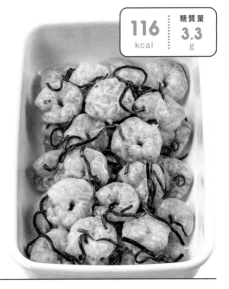

116 kcal ｜ 糖質量 3.3 g

材料（4人分）

むきえび…300g
A マヨネーズ…大さじ2
　練り辛子…小さじ1
　塩昆布…5g

作り方　冷蔵3日 / 冷凍1か月

1 むきえびは背わたを除き、塩（分量外）でもんで洗い流す。

2 1を熱湯で2〜3分ゆで、ザルにあげて粗熱をとる。

3 ボウルにAを混ぜ合わせ、2を加えてあえる。

リメイク
粗く刻んでごはんに混ぜて、
えびマヨおにぎりに。

包丁使わない

たれとからめて焼くだけのかんたんハワイアン

ガーリックシュリンプ

15分

95 kcal ｜ 糖質量 3.1 g

材料（4人分）

むきえび…300g
A オリーブ油…大さじ1
　おろしにんにく、
　バジル（乾燥）
　…各小さじ1
　塩…小さじ½

作り方　冷蔵3日 / 冷凍1か月

下ごしらえ
　むきえびは背わたを除き、塩（分量外）でもんで洗い流す。

1 フライパンにAを混ぜ、1を加えてからめ、中火で7〜8分焼く。

リメイク
斜め薄切りにしたグリーンアスパラガスといっしょに彩りよく炒める。

ワンステップ

粉チーズでコクのある味わいに

たことブロッコリーのあえもの

8分

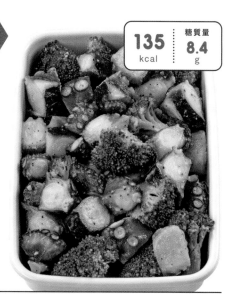

135 kcal | 糖質量 **8.4** g

材料（4人分）

ゆでだこ…300g
ブロッコリー…1株
A 粉チーズ、オリーブ油
　　…各大さじ1
　コンソメスープの素（顆粒）
　　…小さじ1
　粗びき黒こしょう…少々

作り方 冷蔵 **3日** / 冷凍 **2週間**

1 ゆでだこはぶつ切りにする。
2 ブロッコリーは小房に分けて
　耐熱容器に入れ、ふんわりと
　ラップをして電子レンジで3分
　ほど加熱し、ザルにあげて粗
　熱をとる。
3 ボウルに 1、2、A を入れて混ぜ
　合わせる。

調理ポイント

加熱したブロッコリーの水け
はきちんときり、少ない調味
料でしっかり味つけ。

弾力のある食感は食べごたえバッチリ

たことにらのスタミナ炒め

8分

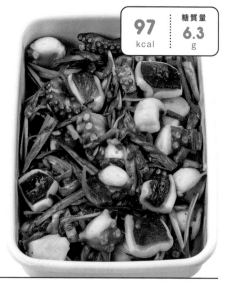

97 kcal | 糖質量 **6.3** g

材料（4人分）

ゆでだこ…300g
にら…1束
ごま油…小さじ2
A 鶏がらスープの素（顆粒）
　　…小さじ2
　塩、こしょう…各少々

作り方 冷蔵 **3日** / 冷凍 **2週間**

1 ゆでだこはキッチンばさみでぶ
　つ切りにし、にらはキッチンば
　さみで4cm長さに切る。
2 フライパンにごま油を中火で
　熱し、たこをさっと炒め、にら、
　A を加えて炒め合わせる。

リメイク

豆板醤を少量入れてピリ辛炒
めに。

から揚げもたこならヘルシー

たこのから揚げ

12分

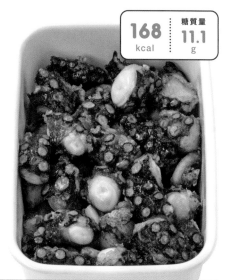

168 kcal | 糖質量 **11.1** g

材料（4人分）

ゆでだこ…400g
A にんにく（すりおろし）、
　しょうが（すりおろし）
　　…各½片分
　酒…大さじ2
　しょうゆ…大さじ1½
片栗粉、サラダ油…各適量

作り方 冷蔵 **3日** / 冷凍 **1か月**

下ごしらえ
　ゆでだこはひと口大に切って A
　を加えてもみ込み、ペーパータ
　オルで水けをふく。
1 たこに片栗粉をまぶし、フライ
　パンにサラダ油を深さ2cmほ
　ど入れて中火で熱し、こんがり
　と揚げ焼きにする。

火を使わない

包丁使わない

ワンステップ

水けをしっかりきるから味がしっかり

シーフードといんげんのマヨカレー

12分

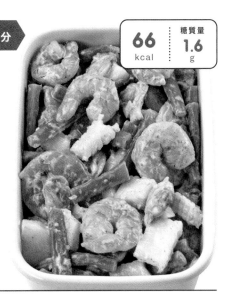

66 kcal ｜ 糖質量 1.6 g

材料（4人分）

シーフードミックス…200g
さやいんげん…10本
酒…大さじ1
A マヨネーズ…大さじ1
　 おろしにんにく、カレー粉
　 　…各小さじ⅓

作り方 冷蔵3日 / 冷凍1か月

1 シーフードミックスは流水解凍して水けをきり、さやいんげんは3cm長さに切る。

2 耐熱容器に1を入れて酒をふり、ふんわりとラップをして電子レンジで5分加熱し、水けをきる。

3 粗熱がとれたら、合わせたAを加えてあえる。

リメイク

ゆでてつぶしたじゃがいもとあえて、カレー風味のポテトサラダに。

火を使わない

手作りソースで糖質ひかえめ

シーフードグラタン

15分

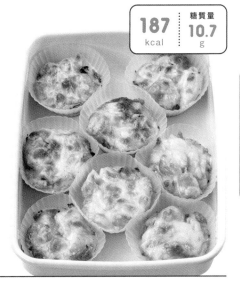

187 kcal ｜ 糖質量 10.7 g

材料（4人分）

シーフードミックス…300g
長ねぎ…1本
バター…20g
A コンソメスープの素（顆粒）
　 　…小さじ1
　 塩、こしょう…各少々
小麦粉…大さじ3
牛乳…250㎖
ピザ用チーズ…40g

作り方 冷蔵3日 / 冷凍2週間

1 シーフードミックスは流水解凍して水けをきり、長ねぎはキッチンばさみでひと口大に切る。

2 フライパンを中火で熱し、バター、1、Aを入れて炒める。えびの色が変わったら小麦粉をふって軽く炒め、牛乳を少しずつ加えて炒め合わせる。

3 2をシリコンカップ8個に等分に入れ、ピザ用チーズをのせてオーブントースターで8分ほど焼く。

包丁使わない

具材をどんどん入れて炒め合わせるだけ

シーフードのコンソメ焼き

12分

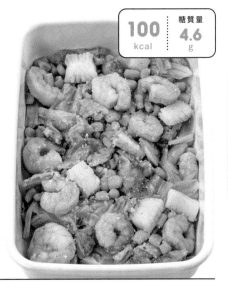

100 kcal ｜ 糖質量 4.6 g

材料（4人分）

シーフードミックス…300g
キャベツ…3枚
ホールコーン缶…40g
オリーブ油…大さじ½
A 粉チーズ…大さじ1
　 コンソメスープの素（顆粒）
　 　…小さじ2
　 こしょう…少々

作り方 冷蔵3日 / 冷凍1か月

下ごしらえ
　シーフードミックスは流水解凍して水けをきる。キャベツは食べやすい大きさにちぎる。

1 フライパンにオリーブ油を中火で熱し、シーフードミックス、缶汁をきったホールコーン缶、キャベツ、Aを入れて4〜5分炒める。

やせテク

粉チーズでダイエット中に不足しがちなカルシウムをON。

ワンステップ

魚介缶詰

ツナ缶（水煮）
（100gあたり）
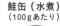

70kcal /
糖質量 **3.4**g

鮭缶（水煮）
（100gあたり）

156kcal /
糖質量 **4.4**g

さば缶（水煮）
（100gあたり）

174kcal /
糖質量 **5.1**g

いわし缶のチーズ焼き弁当

主食
ほたてとコーンの
炊き込みごはん
… P67

サブおかず
ひらひらきゅうりと
しらすの酢のもの
… P119

すきまおかず
くるくる
キャベツ
… P102

メインおかず
いわし缶の
チーズ焼き
… P66

総カロリー
437kcal

総糖質量
48.2g

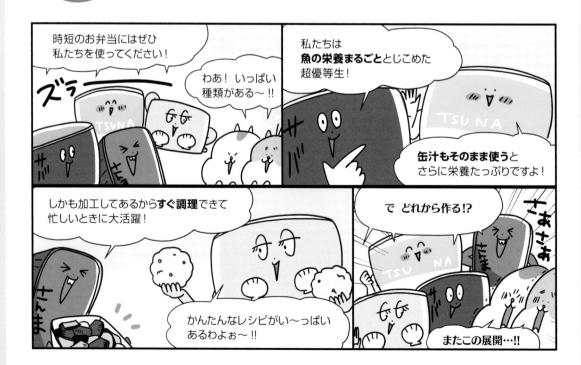

とろけるチーズでピーマンと具をまとめる

ヘルシーツナピーマン

15分

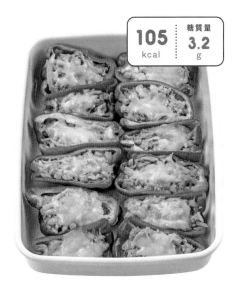

| 105 kcal | 糖質量 3.2 g |

火を使わない

材料（4人分）

ツナ缶（水煮）
　…小 2 缶（140g）
ピーマン…6 個
玉ねぎ…¼ 個
A マヨネーズ…大さじ 1½
　塩、こしょう…各適量
ピザ用チーズ…50g

作り方　冷蔵 3 日 / 冷凍 1 か月

1 ピーマンは縦半分に切り、ヘタと種を取り除く。玉ねぎはみじん切りにする。

2 ボウルに缶汁をきったツナ缶、玉ねぎ、**A**を混ぜ、ピーマンに等分に詰め、ピザ用チーズをのせる。

3 天板にアルミホイルを敷いて **2** を並べ、オーブントースターでチーズが溶けるまで 10 分ほど焼く。

調理ポイント

マヨネーズとチーズの油分でパサつきを防ぐ。

小さい子もパクパクいけそう

ツナとはんぺんのナゲット

12分

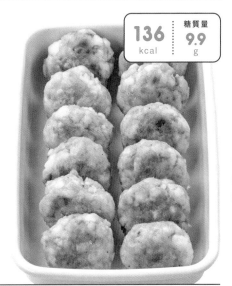

| 136 kcal | 糖質量 9.9 g |

包丁使わない

材料（4人分）

ツナ缶（水煮）
　…小 2 缶（140g）
はんぺん…2 枚
片栗粉…大さじ 1½
塩、こしょう…各適量
サラダ油…大さじ 2

作り方　冷蔵 3 日 / 冷凍 1 か月

1 保存袋にははんぺん、缶汁をきったツナ缶を入れてつぶしながら混ぜ、片栗粉、塩、こしょうを加えて混ぜ合わせる。保存袋の角をキッチンばさみで切り落とす。

2 フライパンにサラダ油を中火で熱し、**1** を 12 等分に丸く絞り出し、両面こんがりと揚げ焼きにする。

やせテク

ツナ缶（水煮）は、脂質をおさえながらたんぱく質を補えるダイエット向きの食材。

仕上げのかつお節はお好みで

ツナと豆腐の和風炒め

8分

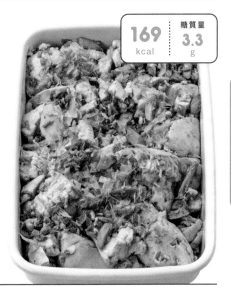

| 169 kcal | 糖質量 3.3 g |

ワンステップ

材料（4人分）

ツナ缶（水煮）
　…小 2 缶（140g）
木綿豆腐…2 丁（600g）
ごま油…大さじ 1
A しょうゆ…大さじ 2
　塩、こしょう…各少々

作り方　冷蔵 3 日 / 冷凍 ✕

下ごしらえ
　ツナ缶は缶汁をよくきる。木綿豆腐はペーパータオルで水けをふき取り、スプーンで大きめに崩す。

1 フライパンにごま油を中火で熱し、ツナと豆腐を入れて炒める。**A**を加えて炒め、お好みでかつお節をふる。

リメイク

溶き卵でとじて卵とじ丼に。

火を使わない

材料3つで早うまもっちり

鮭缶もちグラタン

10分

| 154 kcal | 糖質量 12.2 g |

材料（4人分）

鮭缶（水煮）…1缶（180g）
切りもち…小2個
ピザ用チーズ…50g

作り方 冷蔵3日 / 冷凍1か月

1 鮭缶は缶汁をきり、骨と皮を除いて粗くほぐす。切りもちは1個を8等分に切る。

2 シリコンカップに1を等分に入れ、ピザ用チーズをのせる。オーブントースターでチーズが溶けるまで5分ほど焼く。

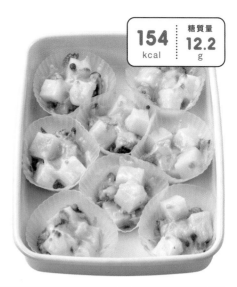

やせテク
小さめサイズで、主食をひかえたいときでもお弁当に入れやすいメニュー。

包丁使わない

箸がすすむそぼろ風おかず

鮭缶とほうれん草の
にんにくバターじょうゆ炒め

8分

| 176 kcal | 糖質量 5.5 g |

材料（4人分）

鮭缶（水煮）…2缶（360g）
ほうれん草…1束
バター…10g
A しょうゆ…小さじ2
　みりん…小さじ1
　おろしにんにく…小さじ½
　粗びき黒こしょう… 少々

作り方 冷蔵4日 / 冷凍1か月

1 鮭缶は缶汁をきる。ほうれん草はキッチンばさみで根元を落として3cm長さに切る。

2 フライパンにバターを強めの中火で熱し、1を入れ、鮭をほぐしながら5～6分炒める。

3 2にAを加えてさっと炒め合わせる。

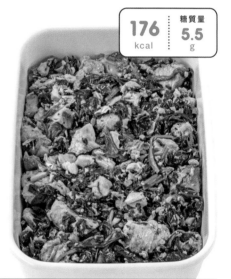

ワンステップ

サンドイッチ弁当におすすめ

サーモンと
カッテージチーズのリエット

8分

| 169 kcal | 糖質量 5.4 g |

材料（4人分）

鮭缶（水煮）…2缶（360g）
玉ねぎ…¼個
カッテージチーズ…100g
塩、こしょう…各適量

作り方 冷蔵3日 / 冷凍1か月
下ごしらえ
鮭缶は缶汁をきり、骨と皮を除きフォークでつぶす。玉ねぎはみじん切りにする。

1 ボウルに鮭缶、玉ねぎ、カッテージチーズを入れて混ぜ、塩、こしょうで味を調える。

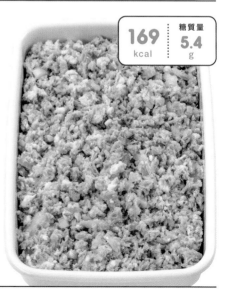

リメイク
食パンにはさんで、
サーモンサンドに。

ちくわの弾力が食感のアクセント

さばマヨちくわ

8分

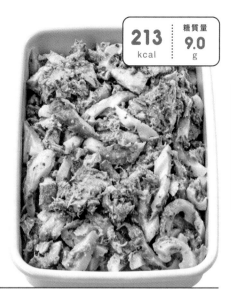

213 kcal ／ 糖質量 9.0 g

材料（4人分）
さば缶（水煮）…2缶（360g）
ちくわ…4本
青じそ…4枚
マヨネーズ…大さじ1

作り方　冷蔵3日／冷凍1か月
1　さば缶は缶汁をきってほぐし、ちくわは縦半分に切ってから斜め薄切りに、青じそはみじん切りにする。
2　ボウルに1を入れ、マヨネーズを加えてあえる。

やせテク
さば缶やちくわの塩けをいかし、マヨネーズは少量に。

火を使わない

長ねぎの自然な甘みで食べやすく

さばのピリ辛炒め

8分

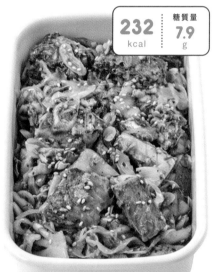

232 kcal ／ 糖質量 7.9 g

材料（4人分）
さば缶（水煮）…2缶（360g）
白菜キムチ…200g
長ねぎ…1本
ごま油…大さじ1½
しょうゆ…大さじ½
白いりごま…小さじ1

作り方　冷蔵3日／冷凍2週間
1　さば缶は缶汁をきってほぐし、白菜キムチはキッチンばさみでざく切りに、長ねぎは斜め薄切りにする。
2　フライパンにごま油を中火で熱し、長ねぎを炒める。しんなりしたらさば缶とキムチを加えて炒め、しょうゆを加えてさらに炒め合わせたら、白いりごまをふる。

調理ポイント
少なめの調味料に、ごま油で風味をプラスする。

包丁使わない

韓国っぽい味つけの変化そぼろ

ビビンバ風さばそぼろ

6分

192 kcal ／ 糖質量 5.9 g

材料（4人分）
さば缶（水煮）…2缶（360g）
ごま油…大さじ1
A　酒、コチュジャン
　　…各大さじ½
　　しょうゆ…小さじ1

作り方　冷蔵3日／冷凍1か月
下ごしらえ
　さば缶は缶汁をきる。
1　フライパンにごま油を中火で熱し、さば缶、A を入れ、ほぐしながら汁けがなくなるまで炒める。

リメイク
ごはんと混ぜて焼きのりで巻き、キンパ風に。

ワンステップ

メインおかず

火を使わない

やわらかい身が口の中でほろっとほどける

いわし缶のチーズ焼き

10分

197 kcal ／ 糖質量 9.2 g

材料（4人分）
いわし缶（味つき）
　…3缶（300g）
プチトマト…8個
ピザ用チーズ…50g

作り方 冷蔵3日／冷凍1か月

1 いわし缶は缶汁をきり、プチトマトはヘタを除いて半分に切る。

2 シリコンカップ8個に1を等分に入れ、ピザ用チーズをのせて、オーブントースターで5分焼く。

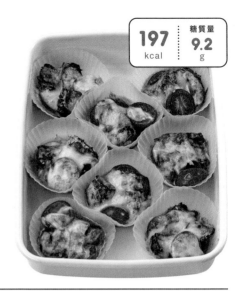

リメイク
バジルを加えてイタリア風に。

包丁使わない

さんま缶の甘辛いたれは万能調味料

さんま缶の卵炒め

8分

238 kcal ／ 糖質量 6.8 g

材料（4人分）
さんま缶（蒲焼き）
　…2缶（200g）
チンゲン菜…2株
溶き卵…4個分
サラダ油…大さじ1

作り方 冷蔵3日／冷凍1か月

1 チンゲン菜はキッチンばさみで根元を落として3cm長さに切る。

2 フライパンにサラダ油を中火で熱し、1、溶き卵を入れて炒め、卵が半熟状になったらさんま缶を缶汁ごと加えて炒め合わせる。

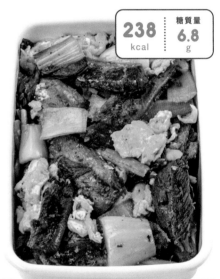

調理ポイント
卵が半熟になったころにさんま缶を加えると、火の通りがほどよく仕上がる。

ワンステップ

たっぷりのごまがいつでもうまい

さんま缶のごままぶし揚げ

10分

272 kcal ／ 糖質量 12.0 g

材料（4人分）
さんま缶（蒲焼き）
　…3缶（300g）
水…大さじ3
小麦粉…大さじ1
白いりごま…大さじ2½
サラダ油…適量

作り方 冷蔵3日／冷凍2週間
下ごしらえ
　ボウルに水と小麦粉を混ぜ、白いりごま、缶汁をきったさんま缶を加えてからめる。

1 フライパンにサラダ油を深さ3cmほど入れて中火で熱し、さんまを片面2～3分ずつこんがりと揚げ焼きにする。

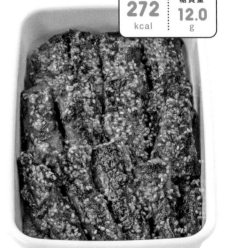

リメイク
粗くほぐしてもち麦おにぎりの具材に。

うまみをまとわせたナムル風

あさりとカリフラワーの
塩だれあえ

 8分

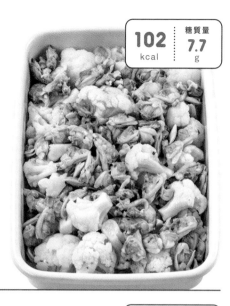

| 102 kcal | 糖質量 7.7 g |

材料（4人分）

あさり缶（水煮）…2缶（260g）
カリフラワー…大 1株
A ごま油…大さじ½
　鶏がらスープの素（顆粒）
　　…小さじ1
　塩…適量

やせテク

カリフラワーの食感を残して
加熱することで、噛む回数が
増える。

作り方　冷蔵 3日 / 冷凍 1か月

1 カリフラワーは小房に分けて
　耐熱容器に入れ、ふんわりと
　ラップをして電子レンジで 3分
　加熱する。ザルにあげて粗熱
　をとり、水けをきる。

2 ボウルに 1、缶汁をきったあさ
　り缶、A を混ぜ合わせる。

火を使わない

滋味のある満腹おかず

あさりとにらのチヂミ

15分

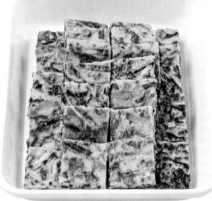

| 128 kcal | 糖質量 12.3 g |

材料（4人分）

あさり缶（水煮）…1缶（130g）
にら…1束
A 溶き卵…1個分
　水…50mℓ
　小麦粉…35g
　片栗粉…10g
　鶏がらスープの素（顆粒）
　　…小さじ½
　塩…小さじ¼
ごま油…大さじ1

作り方　冷蔵 3日 / 冷凍 2週間

1 にらはキッチンばさみでざく切
　りにする。

2 ボウルに A を混ぜ合わせ、1、
　缶汁ごとのあさり缶を加えて混
　ぜる。

2 フライパンに半量のごま油を
　中火で熱し、2を半量流し入れ
　て両面こんがりと焼く。同様に
　もう 1枚焼く。

包丁使わない

放置レシピ　冷蔵 3日 / 冷凍 1か月

コーンの甘みでやさしい味わい

ほたてとコーンの炊き込みごはん

作り方＋材料（8個分）

1 米は洗って水に浸し、ザルにあげて水けを
　きる。ホールコーン缶は缶汁をきる。

米…2合
ホールコーン缶…60g

2 炊飯器に米を入れ、ほたて缶の缶汁、A を
　加え、2合の目盛りまで水を加える。ほたて
　缶、ホールコーン缶をのせて、普通に炊飯
　する。

ほたて缶（貝柱・水煮）…2缶（130g）
A しょうゆ…大さじ2
　酒…大さじ1

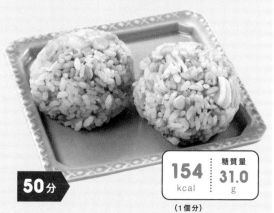

50分

| 154 kcal | 糖質量 31.0 g |

（1個分）

067

肉加工品・魚介加工品

ウインナーソーセージ
（100gあたり）

319kcal /
糖質量 **3.1**g

ベーコン
（100gあたり）

400kcal /
糖質量 **2.6**g

かまぼこ
（100gあたり）

93kcal /
糖質量 **11.0**g

ベーコンときのこのナポリタン弁当

総カロリー
343kcal

総糖質量
17.2g

メインおかず
かまぼこの
マリトッツォ風
… P71

サブおかず
ブロッコリーの
レモンナンプラー
… P89

すきまおかず
うずらひよこ
… P148

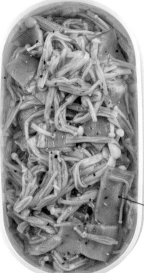

メインおかず
ベーコンと
きのこの
ナポリタン
… P70

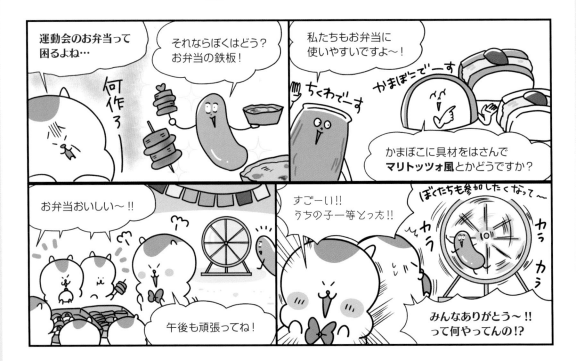

ベーコンのうまみが調味料代わり **10分**

ベーコンと白菜の重ね蒸し

| 217 kcal | 糖質量 4.0 g |

材料（4人分）
ベーコン…8枚
白菜…¼個
A ごま油…大さじ2
　塩、粗びき黒こしょう
　　…各少々

作り方　冷蔵 **3**日 / 冷凍 **2**週間

1 ベーコンは長ければ耐熱容器に入る長さに切る。白菜はざく切りにする。

2 耐熱容器に白菜、ベーコンの順で交互に重ね、最後に白菜をのせたら、合わせた**A**を回し入れる。ふんわりとラップをして電子レンジで6〜7分加熱する。

調 理 ポ イ ン ト
底の平たい耐熱容器を使うときれいにでき上がる。

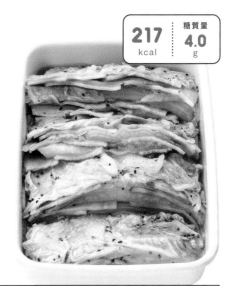

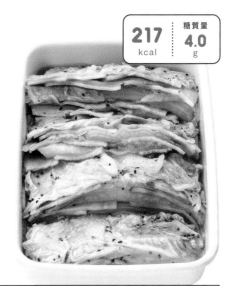火を使わない

ヘルシーなガッツリおかず **8分**

オクラのカレーコンビーフ炒め

| 87 kcal | 糖質量 1.7 g |

材料（4人分）
コンビーフ…2個（150g）
オクラ…20本（240g）
しょうゆ、カレー粉
　　…各小さじ1

作り方　冷蔵 **3**日 / 冷凍 **2**週間

1 オクラはヘタをキッチンばさみで切り落とす。

2 フッ素樹脂加工のフライパンを中火で熱し、**1**を焼き色がつくまで炒める。

3 **2**にコンビーフを加え、ほぐしながら炒めて油がしみでてきたら、しょうゆ、カレー粉を加えて炒め合わせる。

や せ テ ク
油がしみでる食材は、炒め油を使わずカロリーカット。

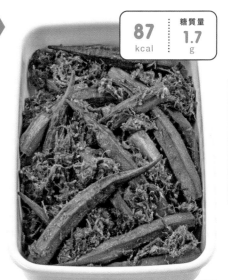

包丁使わない

ほくほくとした白いんげん豆はやさしい食感 **15分**

ミニウインナーのカスレ風

| 197 kcal | 糖質量 11.8 g |

材料（4人分）
ミニウインナーソーセージ
　　…40本（140g）
白いんげん豆（水煮）…120g
玉ねぎ…½個
カットトマト缶…1缶（400g）
おろしにんにく…小さじ1
コンソメスープの素（顆粒）
　　…小さじ1
オリーブ油…大さじ½

作り方　冷蔵 **3**日 / 冷凍 **2**週間
下ごしらえ
　玉ねぎは1cm角に切る。

1 鍋にすべての材料を入れ、弱めの中火で10分ほど煮る。

調 理 ポ イ ン ト
肉加工品はうまみが強く、短時間調理でもじっくり煮込んだような味わいに。

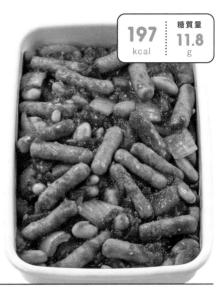

ワンステップ

あっさり味にパセリが風味を引き立てる

ジャーマンポテト

15分

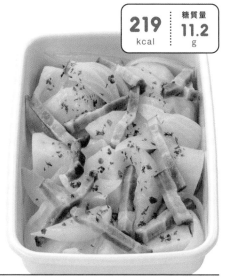

| 219 kcal | 糖質量 11.2 g |

材料（4人分）

ベーコン（ブロック）…120g
じゃがいも…3個
玉ねぎ…1/2個
A オリーブ油…大さじ1
　塩…小さじ1/3
　こしょう…少々
パセリ（みじん切り）…適量

リメイク

ピザ用チーズをのせてオーブントースターで焼いて、チーズ焼きに。

作り方 冷蔵 **4日** / 冷凍 **2週間**

1 ベーコンは8mm角の拍子木切りにする。じゃがいもは皮をむいて小さめのひと口大に、玉ねぎはくし形切りにする。

2 耐熱容器に1、Aを入れて混ぜ、ふんわりとラップをして電子レンジで5分加熱する。

3 取り出して全体を混ぜ、ラップをしてさらに5～6分加熱する。扉を開けずに5分蒸したら、パセリをふる。

辛みを効かせた大人味

ベーコンときのこのナポリタン

8分

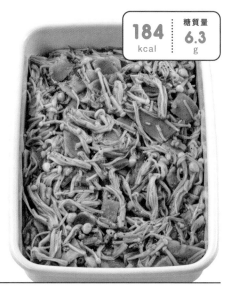

| 184 kcal | 糖質量 6.3 g |

材料（4人分）

ベーコン…8枚（136g）
えのきだけ…1袋（200g）
オリーブ油…大さじ1/2
酒…大さじ1
A トマトケチャップ
　…大さじ3
　塩、粗びき黒こしょう、
　チリペッパーソース
　…各少々

作り方 冷蔵 **3日** / 冷凍 **2週間**

1 ベーコンはキッチンばさみで1cm幅に切る。えのきだけは石づきを落として、半分の長さに切る。

2 フライパンにオリーブ油を中火で熱し、えのきだけを炒めてしんなりしたらベーコンを加えて炒める。

3 2に酒を加え、えのきだけがとろりとするまで炒めたら、Aを加えて炒め合わせる。

くったりとしたキャベツが絶妙

ウインナーとキャベツの
ビネガー蒸し

13分

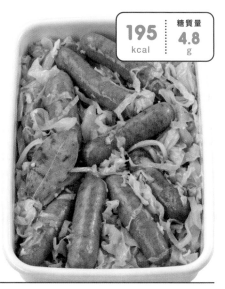

| 195 kcal | 糖質量 4.8 g |

材料（4人分）

ウインナーソーセージ
　…8本（160g）
キャベツ…6枚
ローリエ…1枚
A 白ワイン…100ml
　酢…大さじ3
　オリーブ油…大さじ1
　おろしにんにく…小さじ1
　塩…小さじ1/4
　こしょう…少々

作り方 冷蔵 **3日** / 冷凍 **2週間**

下ごしらえ
　キャベツは細切りにする。

1 鍋にキャベツ、ウインナーソーセージ、ローリエ、合わせたAの順に重ね、ふたをして弱めの中火で10分蒸し煮にする。

調理ポイント

うまみがでる食材は一番上にのせて、全体に味をいきわたらせる。

紅白のかまぼこで作るとより華やかに！

かまぼこのマリトッツォ風

10分

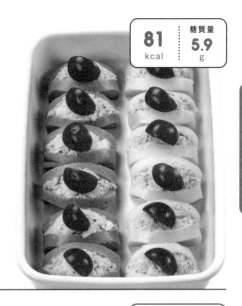

81 kcal	糖質量 5.9 g

材料（4人分）

かまぼこ（赤・白）
…各1本（170g）
プチトマト…小3個
ツナ缶（水煮）…小1缶（70g）
A 玉ねぎ（みじん切り）、
　　マヨネーズ…各大さじ1
　ごま油、こしょう…各少々

作り方 冷蔵3日 / 冷凍×

1 かまぼこは2cm幅に切り、中央に切り目を入れる。プチトマトはヘタを除いて4等分に切る。

2 ボウルに缶汁をきったツナ缶、Aを混ぜる。

3 かまぼこの切り目に2を等分にはさみ、プチトマトを中央にのせる。

調理ポイント

お弁当用に、ツナの水けはしっかりきって、少しかためのツナマヨに仕上げる。

火を使わない

サクサク×ふわふわ食感が幸せ

はんぺんのパン粉焼き

8分

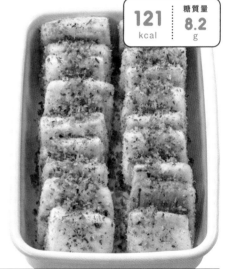

121 kcal	糖質量 8.2 g

材料（4人分）

はんぺん…2枚（200g）
オリーブ油…大さじ2
おろしにんにく…小さじ1
パン粉…大さじ4
塩、こしょう…各少々
パセリ（乾燥）…適量

作り方 冷蔵3日 / 冷凍×

1 はんぺんはキッチンばさみで縦横それぞれ3等分に切る。

2 フライパンにオリーブ油を弱火で熱し、おろしにんにくを炒め、香りが立ったら1を加えて炒める。

3 2にパン粉を加え、中火にして焼き色がつくまで炒めたら、塩、こしょうで味を調えてパセリをふる。

やせテク

揚げずに焼いて、手軽にカロリーダウン。

包丁使わない

放置レシピ　冷蔵3日 / 冷凍3週間

寒い季節に持っていきたいポカポカおかず

炊飯器おでん

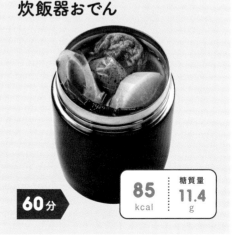

作り方＋材料（4人分）

1 大根は皮をむいて1.5cm幅の輪切りにする。こんにゃくは格子状に切り目を入れて、三角形になるように4等分に切る。結び昆布はだし汁（分量外）に浸してもどす。焼きちくわは1本を斜め4等分に切る。

大根…400g
こんにゃく（アク抜き不要のもの）…1枚
結び昆布…4個　焼きちくわ…2本（100g）

2 炊飯器にすべての材料を入れ、普通に炊飯する。

さつま揚げ…4枚（60g）
だし汁…600ml　みりん…大さじ3
しょうゆ…大さじ1　塩…小さじ½

60分

85 kcal	糖質量 11.4 g

流行の屋台めしをヘルシー&時短で

ウインナーの韓国風屋台焼き

10分

175 kcal　糖質量 **5.8** g

材料（4人分）
ミニウインナーソーセージ
　…16本（約130g）
厚揚げ…100g
サラダ油…大さじ½
A トマトケチャップ、
　　はちみつ…各小さじ2
　コチュジャン…小さじ1
　おろしにんにく…少々
白いりごま…適量

やせテク
韓国料理のソットクを厚揚げ
で作ってカロリーダウン。

作り方　冷蔵3日 / 冷凍×
1 厚揚げはミニウインナーソー
　セージの大きさに合わせて棒
　状に切る。竹串1本に厚揚げ
　とウインナーを交互に刺す。
　全部で8本作る。
2 天板にアルミホイルを敷いてサ
　ラダ油を塗り、1を並べ、焼き
　色がつくまで焼く。合わせたA
　を塗り、白いりごまをふってさ
　らに焼く。

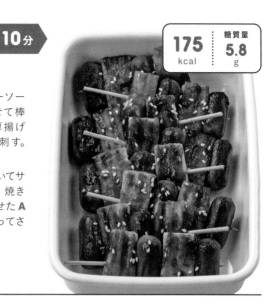

ポン酢しょうゆでさっぱり味に

かにかまと豚肉の中華あえ

12分

151 kcal　糖質量 **5.5** g

材料（4人分）
かに風味かまぼこ
　…1パック（70g）
豚ロース薄切り肉
　（しゃぶしゃぶ用）…150g
もやし…1袋（200g）
貝割れ大根…1パック
塩、こしょう…各少々
ごま油…大さじ½
酒…大さじ½
A ポン酢しょうゆ…大さじ2
　白いりごま…大さじ½
　めんつゆ（3倍濃縮）
　　…小さじ1

作り方　冷蔵3日 / 冷凍×
1 かに風味かまぼこは手でほぐ
　し、貝割れ大根はキッチンばさ
　みで根元を落として半分の
　長さに切る。豚ロース薄切り肉
　は塩、こしょうをふり、ごま油
　を塗る。
2 耐熱容器にもやしを広げ、豚
　肉を広げてのせて酒をふる。ふ
　んわりとラップをして電子レン
　ジで6分加熱し、汁けをきる。
3 2に貝割れ大根、かに風味かま
　ぼこ、Aを加えてさっと混ぜる。

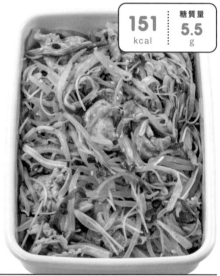

ふんわり卵で具材をまとめる

ランチョンミートの
ゴーヤチャンプルー

12分

338 kcal　糖質量 **4.9** g

材料（4人分）
ランチョンミート
　…1缶（340g）
ゴーヤ…1本
溶き卵…2個分
A サラダ油…大さじ1
　しょうゆ…小さじ1
　砂糖…小さじ½
　塩、こしょう…各少々

作り方　冷蔵3日 / 冷凍1か月
下ごしらえ
　ランチョンミートは1cm幅の短
　冊切りにする。ゴーヤは縦半
　分に切って種とわたを除き、薄
　切りにしてAをからめる。
1 耐熱容器にゴーヤ、ランチョン
　ミートの順に重ね、溶き卵を
　周囲に回し入れる。ふんわりと
　ラップをして電子レンジで6分
　加熱し、お好みでかつお節を
　ふる。

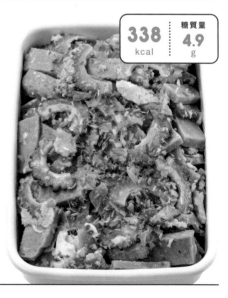

マヨネーズのコクと酸味がたまらない

ウインナーとかぼちゃのマヨグラタン

12分

| 221 kcal | 糖質量 11.8 g |

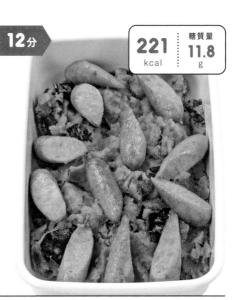

材料（4人分）
ウインナーソーセージ…6本
かぼちゃ…¼個
A マヨネーズ…大さじ3
　牛乳…小さじ1
　塩、こしょう…各少々

作り方　冷蔵3日/冷凍2週間

1. かぼちゃは種とわたを除き、2cm角に切る。耐熱容器に入れ、ふんわりとラップをして電子レンジで2分加熱し、粗くつぶす。合わせた**A**を加えて混ぜ合わせる。

2. ウインナーソーセージは斜め半分に切り、**1**にのせる。

3. **2**をオーブントースターで5分ほど焼く。

火を使わない

ピリッとちくわでボリュームアップ

ちくわとベーコンのピリ辛炒め

15分

| 193 kcal | 糖質量 11.8 g |

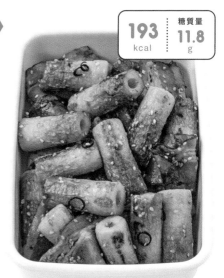

材料（4人分）
ちくわ…12本（240g）
ベーコン（ハーフサイズ）
　…8枚（80g）
白いりごま…小さじ2
A しょうゆ、みりん、
　　サラダ油…各大さじ1
　赤唐辛子（種を除き
　　小口切り）…½本分

作り方　冷蔵3日/冷凍✕

1. ちくわ、ベーコンはキッチンばさみで半分に切る。

2. フライパンに**1**、白いりごま、**A**を入れ、中火で焼き色がつくまで炒める。

調理ポイント
すぐ火が通る食材を使い、調味料と油を同時に入れて煮からめることで時短に。

包丁使わない

放置レシピ　冷蔵3日/冷凍✕

イタリア風のおしゃれなおつまみ
かぶの生ハム巻き

作り方＋材料（4人分）

1. かぶは茎を少し残して葉を落とし、皮をむいて4等分のくし形切りにし、生ハムを巻く。

　生ハム…12枚
　かぶ…小3個

2. 保存容器にかぶを並べ、**A**を加えて1時間以上冷蔵庫で味をなじませる。

　A すし酢、オリーブ油…各大さじ1
　　こしょう…少々

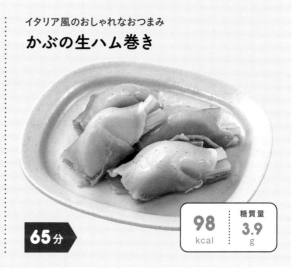

65分

| 98 kcal | 糖質量 3.9 g |

豆腐・大豆製品

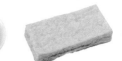

絹豆腐（100gあたり）
56kcal /
糖質量 **0.9**g

厚揚げ（100gあたり）
143kcal /
糖質量 **1.1**g

油揚げ（100gあたり）
377kcal /
糖質量 **0.5**g

豆腐ハンバーグ弁当

総カロリー
385kcal

総糖質量
33.4g

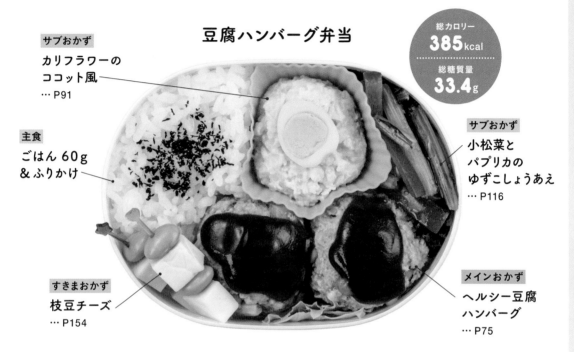

サブおかず
カリフラワーの
ココット風
… P91

主食
ごはん 60g
＆ふりかけ

すきまおかず
枝豆チーズ
… P154

サブおかず
小松菜と
パプリカの
ゆずこしょうあえ
… P116

メインおかず
ヘルシー豆腐
ハンバーグ
… P75

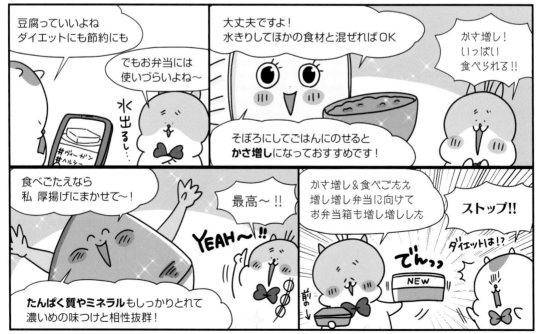

豆腐っていいよね
ダイエットにも節約にも

でもお弁当には
使いづらいよね〜

大丈夫ですよ！
水きりしてほかの食材と混ぜればOK

そぼろにしてごはんにのせると
かさ増しになっておすすめです！

かさ増し！
いっぱい
食べられる!!

食べごたえなら
私 厚揚げにまかせて〜!

たんぱく質やミネラルもしっかりとれて
濃いめの味つけと相性抜群！

最高〜!!

YEAH〜!!

かさ増し＆食べごたえ
増し増し弁当に向けて
お弁当箱も増し増しした

ストップ!!

ダイエットは!?

でんっ

NEW

前の→

ソースの量はお好みでどうぞ

ヘルシー豆腐ハンバーグ

15分

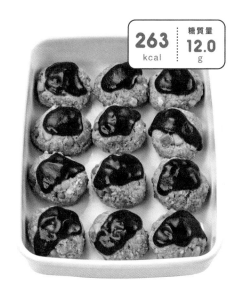

| 263 kcal | 糖質量 12.0 g |

材料（4人分）
木綿豆腐…1丁（300g）
ミックスベジタブル（冷凍）
　…80g
A 合いびき肉…300g
　塩…小さじ½
　こしょう…適量
B 溶き卵…1個分
　おからパウダー…大さじ2
C トマトケチャップ
　　…大さじ3
　お好み焼きソース
　　…大さじ2

作り方　冷蔵4日 / 冷凍2週間（ソースは冷凍×）

1 木綿豆腐は手ではさんで軽く水けをきる。ミックスベジタブルは流水解凍する。

2 ボウルにAを練り混ぜ、1、Bを加えて混ぜ合わせ、12等分にして平たく丸める。耐熱容器に半量を並べ、ふんわりとラップをして電子レンジで5分30秒加熱する。残りも同様に加熱する。

3 別の耐熱容器にCを混ぜ、ふんわりとラップをして電子レンジで40秒ほど加熱し、2にかける。

火を使わない

豆腐の水きりなしで手軽に作れる

のり塩桜えびのふわふわお焼き

12分

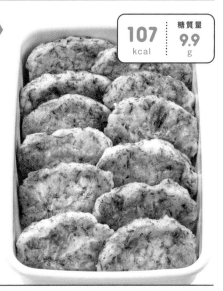

| 107 kcal | 糖質量 9.9 g |

材料（4人分）
絹ごし豆腐…1丁（300g）
はんぺん…1枚
A 桜えび…10g
　片栗粉…大さじ3
　青のり…小さじ2
　塩…小さじ⅓
サラダ油…小さじ1

作り方　冷蔵4日 / 冷凍2週間

1 はんぺんは包装袋のまま手でつぶす。

2 ボウルに絹ごし豆腐を入れて泡立て器でつぶし、1、Aを加えてよく混ぜ合わせ、12等分にして小判形に整える。

3 フライパンにサラダ油を中火で熱し、2を並べてふたをし、弱めの中火で両面焼き色がつくまで6〜7分蒸し焼きにする。

調理ポイント

たねがやわらかいため、大きめのフライパンを使うと裏返しやすい。

包丁使わない

コチュジャンが隠し味

ピリ辛豆腐田楽

12分

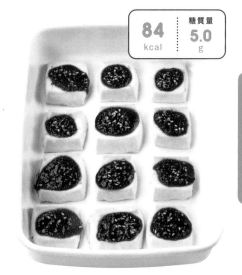

| 84 kcal | 糖質量 5.0 g |

材料（4人分）
木綿豆腐…1丁（300g）
サラダ油…少々
A 砂糖…大さじ1
　みそ、コチュジャン
　　…各小さじ2
　酒…小さじ1
白いりごま…少々

作り方　冷蔵3日 / 冷凍×

下ごしらえ

木綿豆腐は12等分に切って耐熱容器に並べ、ふんわりとラップをして電子レンジで4分加熱する。

1 天板にアルミホイルを敷いてサラダ油を薄く塗り、豆腐を並べる。混ぜ合わせたAを塗り、白いりごまを散らして、オーブントースターで4〜5分焼く。

調理ポイント

Aがちょうどよいかたさになるよう酒の量は調整してOK。

ワンステップ

火を使わない

とろみのついたたれがよくからむ

豆腐とにらの肉みそ炒め

15分

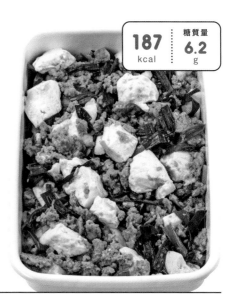

187 kcal ／ 糖質量 6.2 g

材料（4人分）

木綿豆腐…1丁（300g）
にら…4本
豚ひき肉…180g
A みそ、酒、みりん
　　…各大さじ1
　しょうゆ…大さじ½
　おろししょうが
　　…小さじ1
B 水…大さじ1
　片栗粉…大さじ½
ごま油…大さじ½

作り方 冷蔵 **4**日 / 冷凍 ×

1 木綿豆腐は手で8等分にして耐熱容器に並べ、ふんわりとラップをして電子レンジで3分加熱する。スプーンでひと口大にし、ザルにあげて水けをきる。にらは4cm長さに切る。

2 耐熱容器に豚ひき肉、Aを混ぜて、ふんわりとラップをして3分加熱して混ぜる。1をのせてラップをし、3分加熱する。

3 2にBを混ぜ、ごま油を回しかけてラップをし、3分加熱する。

包丁使わない

うまみたっぷりで味わい深い

枝豆とかにかまの蒸し豆腐

15分

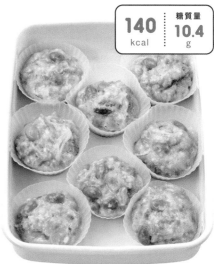

140 kcal ／ 糖質量 10.4 g

材料（4人分）

絹ごし豆腐…1丁（300g）
鶏ひき肉…100g
かに風味かまぼこ
（フレークタイプ）…60g
枝豆（冷凍・さやなし）…50g
切り干し大根（乾燥）…7g
A 片栗粉…大さじ3
　おろししょうが…小さじ1
　鶏がらスープの素（顆粒）
　　…大さじ½
　塩…小さじ¼

作り方 冷蔵 **3**日 / 冷凍 **2**週間

1 ボウルに水けをふいた絹ごし豆腐を入れ、泡立て器で混ぜてクリーム状にする。切り干し大根はキッチンばさみで短く切り、豆腐に加えて混ぜる。

2 1に鶏ひき肉、かに風味かまぼこ、解凍した枝豆、Aを加えてよく混ぜ合わせ、シリコンカップ8個に等分に入れる。

3 2を耐熱容器に並べ、ふんわりとラップをして電子レンジで7分加熱する。

ワンステップ

しょうががふわっと香る

豆腐そぼろ

15分

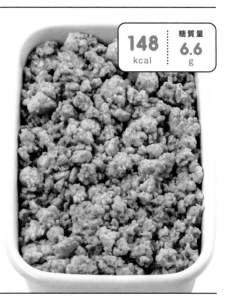

148 kcal ／ 糖質量 6.6 g

材料（4人分）

木綿豆腐…2丁（600g）
A 砂糖、しょうゆ
　　…各大さじ2
　ごま油、おろししょうが
　　…各大さじ½

作り方 冷蔵 **5**日 / 冷凍 ×

下ごしらえ
　木綿豆腐は手で崩して耐熱容器に入れ、ふんわりとラップをして電子レンジで5分加熱し、水けをきる。

1 フッ素樹脂加工のフライパンを強めの中火で熱し、豆腐を粒状になるまできるようにして炒め、水けをとばす。Aを加え、汁けがなくなるまで炒める。

リメイク

炒り卵、炒めたほうれん草と合わせて3色丼に。

洋風ピカタをヘルシーに

高野豆腐のピカタ

12分

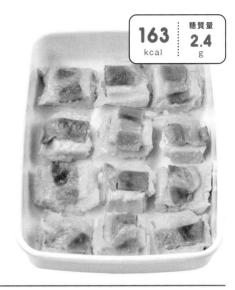

163 kcal　糖質量 **2.4** g

材料（4人分）

高野豆腐…3枚（50g）
ベーコン（ハーフサイズ）
　…3枚
A 溶き卵…3個分
　牛乳、粉チーズ
　　…各大さじ3
　塩…ひとつまみ

作り方　冷蔵 **4**日 / 冷凍 **2**週間

1 耐熱容器に高野豆腐を並べ、水400㎖（分量外）を加えて2分おき、ふんわりとラップをして電子レンジで2分加熱する。湯を捨てて流水で冷まして水けを絞り、十字に切る。

2 ベーコンは長さを4等分にする。

3 1を耐熱容器に並べて合わせた**A**を加え、上下を返し、2をのせる。ふんわりとラップをして電子レンジで4分30秒〜5分加熱する。

調 理 ポ イ ン ト

卵液が加熱でかたまり、ベーコンが高野豆腐に貼りつく。

ザックザクの衣がくせになる

高野豆腐のから揚げ

15分

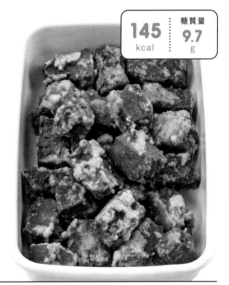

145 kcal　糖質量 **9.7** g

材料（4人分）

高野豆腐…3枚（50g）
A しょうゆ…大さじ2
　砂糖、おろしにんにく、
　　おろししょうが
　　…各小さじ1
B 片栗粉…大さじ3〜4
　水…小さじ1
サラダ油…適量

作り方　冷蔵 **3**日 / 冷凍 **2**週間

1 耐熱容器に高野豆腐を並べ、水400㎖（分量外）を加えて2分おき、ふんわりとラップをして電子レンジで2分加熱する。湯を捨てて流水で冷まして水けを絞る。手で8等分にちぎって保存袋に入れ、**A**を加えてもみ込む。

2 ボウルに**B**を混ぜ合わせ、1を加えてからめる。

3 フライパンにサラダ油を深さ1㎝ほど入れて中火で熱し、2をこんがりと揚げ焼きにする。

調 理 ポ イ ン ト

片栗粉に水を少々混ぜてできるだまが、ザクザク食感に。

放置レシピ　冷蔵 **5**日 / 冷凍 ✕

ラップを使えば少ない調味料で漬けられる

豆腐のみそ漬け

作り方＋材料（4人分）

1 木綿豆腐はペーパータオルで水けをふき取る。合わせた**A**を全面にまんべんなく塗り、ラップでぴったりと包む。

木綿豆腐…1丁（300g）
A みそ…大さじ2 ½
　みりん…大さじ2

2 深めの保存容器に入れ、1〜2日冷蔵庫におき、たれを除いて食べやすい大きさに切り分ける。

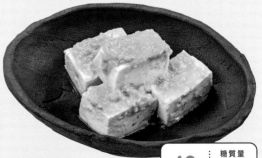

1〜2日

69 kcal　糖質量 **2.5** g

のりの佃煮とチーズは相性抜群

厚揚げののりチーズ焼き

12分

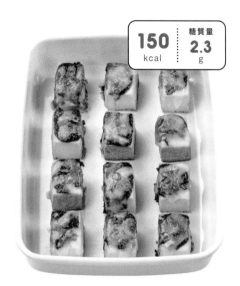

150 kcal ／ 糖質量 **2.3** g

材料（4人分）
厚揚げ…小2枚（300g）
A のりの佃煮…20g
マヨネーズ…小さじ2
ピザ用チーズ…25〜30g
小ねぎ（小口切り）…少々

作り方　冷蔵3日／冷凍✕
1 厚揚げは1枚を6等分に切る。天板にアルミホイルを敷いて並べ、オーブントースターで3〜4分焼く。
2 ボウルにAを混ぜ合わせ、1の表面に塗り、ピザ用チーズをのせ、小ねぎを散らす。
3 2をオーブントースターでチーズが溶けるまで5分ほど焼く。

調理ポイント
厚揚げだけを先に焼くことでカリッと感が増す。

ちぎった厚揚げに味がしみ込む

厚揚げとキャベツと卵のオイスター炒め

12分

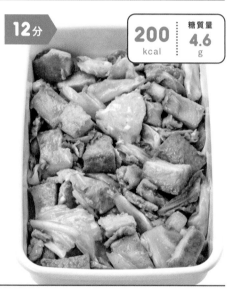

200 kcal ／ 糖質量 **4.6** g

材料（4人分）
厚揚げ…小2枚（300g）
キャベツ…100g
溶き卵…2個分
サラダ油…大さじ1
A 水…大さじ1
鶏がらスープの素（顆粒）…小さじ1
B オイスターソース、酒…各大さじ1
みりん…大さじ½

作り方　冷蔵3日／冷凍✕
1 厚揚げ、キャベツは手でひと口大にちぎる。
2 フライパンに半量のサラダ油を中火で熱し、溶き卵を炒めて取り出す。フライパンに残りのサラダ油を入れ、厚揚げを2分焼き、キャベツ、Aを加えてふたをし、しんなりするまで蒸し焼きにする。
3 2にBを加え、汁けがなくなるまで炒め合わせる。

時間が経つほど味わい深く

厚揚げのみそ煮

10分

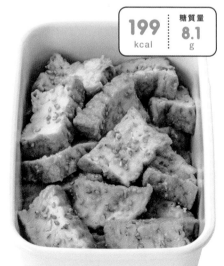

199 kcal ／ 糖質量 **8.1** g

材料（4人分）
厚揚げ…2枚（400g）
A みそ、みりん…各大さじ2
酒…大さじ1
砂糖…大さじ½

作り方　冷蔵3日／冷凍✕
下ごしらえ
厚揚げは2cm幅に切る。
1 耐熱容器に合わせたA、厚揚げを入れてからめ、ふんわりとラップをして電子レンジで4分加熱する。お好みで白いりごまをふる。

ジューシーな油揚げがたまらない

油揚げと小松菜のレンチン卵とじ

8分

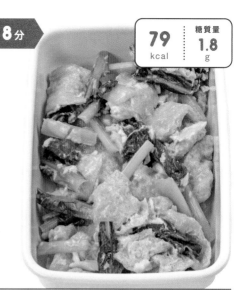

| 79 kcal | 糖質量 1.8 g |

材料（4人分）

油揚げ（薄いタイプ）
…2枚（40g）
小松菜…40g
溶き卵…2個分
A 水…大さじ2
白だし…大さじ1
みりん…小さじ1

やせテク
油揚げをペーパータオルでふいて、余分な油をカット。

作り方　冷蔵3日／冷凍2週間

1 油揚げはペーパータオルで油をふき、半分に切ってから2cm幅に切る。小松菜は根元を落として3cm長さに切り、ラップで包んで電子レンジで30秒加熱する。

2 平らな耐熱容器に溶き卵、**A**を入れて混ぜる。**1**を加えて混ぜ、ふんわりとラップをして電子レンジで1分30秒加熱する。

3 **2**を取り出して混ぜたら、ラップをしてさらに1分20〜30秒加熱する。

甘酢あんはレンジでラクラク調理

おから肉団子の甘酢あん

15分

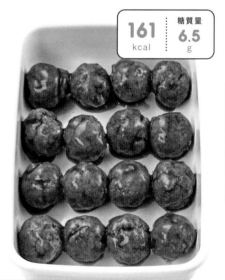

| 161 kcal | 糖質量 6.5 g |

材料（4人分）

おから（生）…100g
合いびき肉…100g
塩、こしょう…各少々
A 溶き卵…½個分
マヨネーズ…小さじ2
おろししょうが…小さじ1
揚げ油…適量
B 水…50ml
砂糖、しょうゆ、酢、
トマトケチャップ
…各大さじ1
C 水…大さじ1
片栗粉…大さじ½

作り方　冷蔵5日／冷凍2週間（甘酢あんは冷凍×）

1 ボウルに合いびき肉、塩、こしょうを入れて練り混ぜる。おから、**A**を加えて混ぜ、16等分にして丸める。

2 **1**を170℃の揚げ油で4分揚げる。

3 耐熱容器に**B**を混ぜ、ふんわりとラップをして電子レンジで2分加熱する。合わせた**C**を加えて混ぜ、ラップをしてさらに20〜30秒加熱し、**2**にかける。

放置レシピ　冷蔵3日／冷凍✕

味つけは缶詰とチーズにおまかせ

厚揚げと焼き鳥缶のチーズ焼き

作り方＋材料（4人分）

1 厚揚げは1.5cm角に切り、焼き鳥缶は大きければ半分に切ってボウルに入れ、小ねぎを加えて混ぜ合わせる。

厚揚げ…1枚（150g）
焼き鳥缶…1缶（75g）
小ねぎ（小口切り）…1本分

2 シリコンカップ4個に等分に入れ、ピザ用チーズを散らしてオーブントースターで5分焼く。

ピザ用チーズ…40g

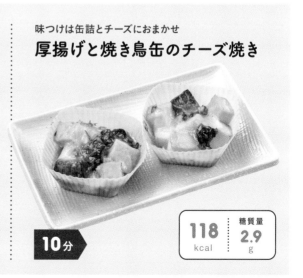

10分

| 118 kcal | 糖質量 2.9 g |

忙しくてお弁当が
作れないときの

組み合わせ買い弁

パワーサラダ弁当

糖質の低いフライドチキンを選べば、揚げものだってOK。せん切りキャベツやサラダと組み合わせれば、食べごたえのあるおかずになります。ゆで卵はストックしておくと、お弁当に持っていきやすく便利です。

ゆで卵は
作りおきして
おくとGOOD

買う

買う

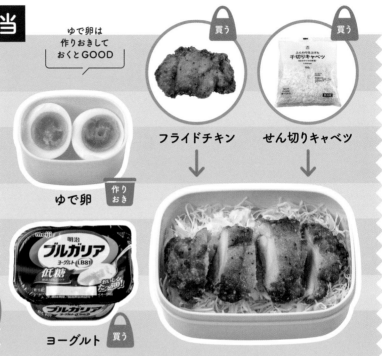

フライドチキン　　せん切りキャベツ

ゆで卵
作りおき

ヨーグルト
買う

総カロリー
417kcal
総糖質量
30.7g

おにぎりランチ

サラダは多品目の野菜が入ったものや、ミネラルがとれる海藻入りのものを選ぶとよいでしょう。おにぎりは作りおきして冷凍しておくと◎。たんぱく質をプラスしたおかずにもなるものがおすすめです。豆腐をプラスすれば、ヘルシーで満足感のあるランチに。

豆腐はサラダに
のっけても◎

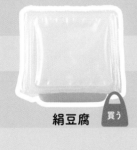

絹豆腐
買う

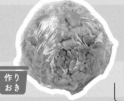

作り
おき

冷凍しておけば
朝ラク

枝豆と鮭フレークの
おにぎり…P134

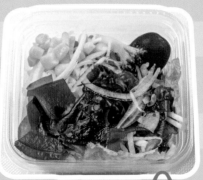

ミックスサラダ
買う

総カロリー
329kcal
総糖質量
36.9g

おにぎりやごはんものを冷凍ストックしておくと、いざというときもさっと持っていけます。
コンビニ食品をプラスすれば、さらにバランスのよいやせ弁に。
ゆで卵や納豆のストックもおすすめです。ちょっとした節約にもなって一石二鳥。

体ポカポカお昼ごはん

糖質オフ主食
兼メインおかず

具だくさんで
腹持ち◎

やせやすい体をつくるには、代謝を高めることが大事。スパイスやしょうがを使った料理が体を温め、血流をよくします。おかずにもなる具だくさんスープは、寒い日のお昼ごはんにも活躍。同じく主菜にもなるカレーピラフを持っていけば、栄養バランスが整います。

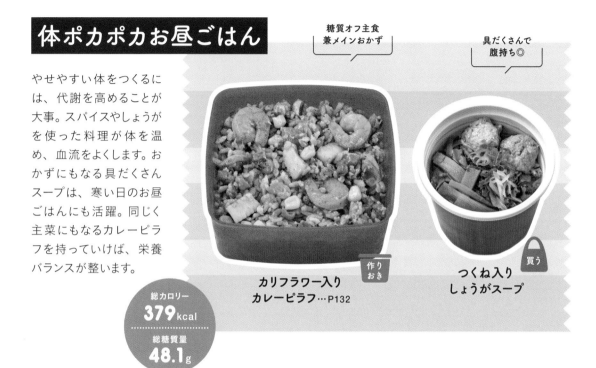

作り
おき

買う

カリフラワー入り
カレーピラフ…P132

つくね入り
しょうがスープ

総カロリー
379kcal

総糖質量
48.1g

発酵食品で腸活ランチ

家から
持ってきても

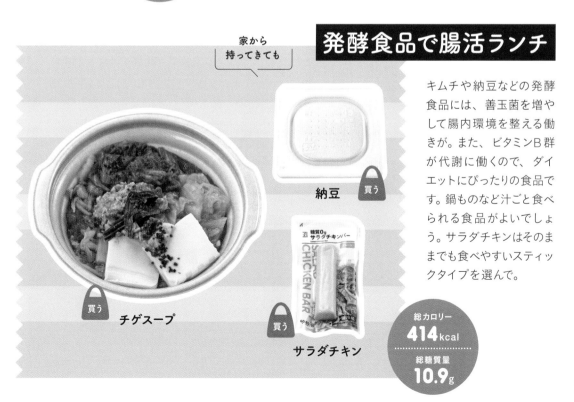

納豆

買う

キムチや納豆などの発酵食品には、善玉菌を増やして腸内環境を整える働きが。また、ビタミンB群が代謝に働くので、ダイエットにぴったりの食品です。鍋ものなど汁ごと食べられる食品がよいでしょう。サラダチキンはそのままでも食べやすいスティックタイプを選んで。

買う

チゲスープ

買う

サラダチキン

総カロリー
414kcal

総糖質量
10.9g

1品OK! ヘルシーパンレシピ

すし酢でかんたん
ベトナム風

かんたんバインミー

15分

材料（1人分）
バゲット…60g
サラダチキン（プレーン）
　…½パック（50g）
大根…40g
にんじん…20g
塩…少々
すし酢…大さじ½
リーフレタス…1枚

作り方
1　大根、にんじんはせん切りにして塩もみをして水けを絞り、すし酢をからめて5分ほどおく。
2　サラダチキンは薄切りにする。
3　バゲットは横に切り目を入れ、リーフレタス、2、汁けをきった1をはさむ。

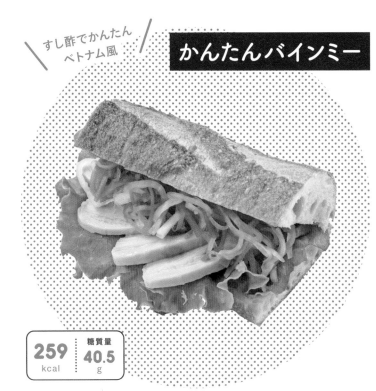

259 kcal	糖質量 40.5 g

低糖質食材の
組み合わせ

サラミとチーズの
バゲットサンド

10分

材料（1人分）
バゲット…60g
サニーレタス…1枚
きゅうり…¼枚
サラミハム…2枚
スライスチーズ…2枚
マーガリン…適量

作り方
1　サニーレタスはちぎり、きゅうりは斜め薄切りにする。
2　バゲットは半分の長さに切り、中央に切り込みを入れてマーガリンを塗る。
3　2に1、サラミハム、半分に切ったスライスチーズを等分にはさむ。

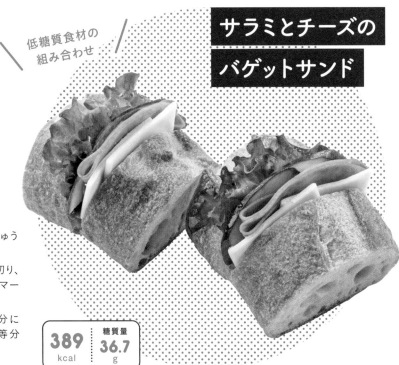

389 kcal	糖質量 36.7 g

ダイエット中のお弁当にぴったりのサンドイッチをご紹介。朝ごはんにもおすすめです。
カロリーひかえめでもボリュームたっぷり！ パンを低糖質のものに変えてもOKです。

さばがごろっと入った
ボリュームサンド

さばサンドイッチ

10分

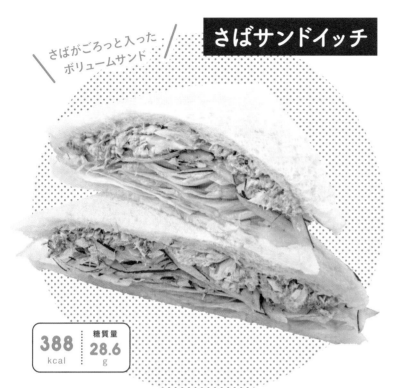

材料（1人分）
サンドイッチ用食パン…2枚
さば缶（水煮）…½缶（95g）
紫玉ねぎ…⅙個
レタス…2枚
A オリーブ油…大さじ½
　レモン汁…小さじ1
　塩…小さじ⅙
マーガリン…適量

作り方
1 ボウルに缶汁をきったさば缶、**A**を入れて身をほぐしながら混ぜる。
2 紫玉ねぎは薄切りにし、水にさらしてから水けをきる。レタスはちぎる。
3 サンドイッチ用食パンにマーガリンを塗り、**1**、**2**をはさみ、食べやすく切る。

| 388 kcal | 糖質量 28.6 g |

10分

材料（1人分）
ライ麦入りロールパン…2個（60g）
ブロッコリー…4房
ゆで卵…1個
A マヨネーズ…大さじ1
　粒マスタード…小さじ2
　塩…少々

作り方
1 ブロッコリーは水でぬらして耐熱容器に入れる。ふんわりとラップをして電子レンジで40秒ほど加熱し、粗みじん切りにする。
2 ボウルに殻をむいたゆで卵を入れてフォークでつぶし、**1**、**A**を加えてよく混ぜる。
3 ライ麦入りロールパンに切り込みを入れ、**2**を等分にはさむ。

ライ麦とブロッコリーの
食感がいい

ブロッコリーと
卵のサンド

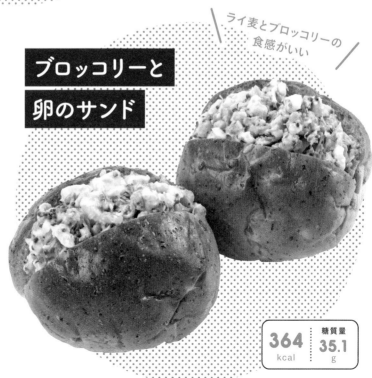

| 364 kcal | 糖質量 35.1 g |

もちもちベーグルで
満足感たっぷり

カプレーゼベーグル

10分

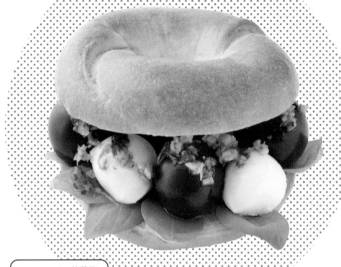

326 kcal ｜ 糖質量 **46.2** g

材料（1人分）

ベーグル（プレーン）…1個（80g）
プチトマト…小4個
モッツァレラチーズ…小4個
バジルの葉…適量
A ローストくるみ（刻む）…2g
　 バジルの葉（みじん切り）…2枚分
　 オリーブ油…小さじ1
　 塩、粗びき黒こしょう…各少々

作り方

1 ベーグルは半分に切ってオーブントースターで軽く焼く。

2 **1**の片方にバジルの葉、プチトマト、モッツァレラチーズをのせ、合わせた **A** をかけたらもう片方ではさむ。

肉のうまみをいかして
味つけはシンプルに

チキン＆野菜バーガー

10分

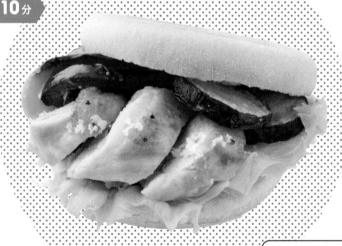

461 kcal ｜ 糖質量 **28.1** g

材料（1人分）

イングリッシュマフィン…1個
鶏もも肉…50g
パプリカ（赤・黄）…各⅛個
ズッキーニ…3cm
オリーブ油…大さじ1
塩、粗びき黒こしょう…各少々
レタス、マヨネーズ、粉チーズ…各適量

作り方

1 イングリッシュマフィンは半分に切ってオーブントースターで軽く焼く。

2 鶏もも肉はそぎ切りにする。パプリカはヘタと種を除いてくし形切り、ズッキーニは輪切りにする。

3 フライパンにオリーブ油を中火で熱し、**2**をこんがりと焼いて火を通し、塩、粗びき黒こしょうをふる。

4 **1**の片方にマヨネーズを塗り、レタス、**3**をのせて粉チーズをふって、もう片方ではさむ。

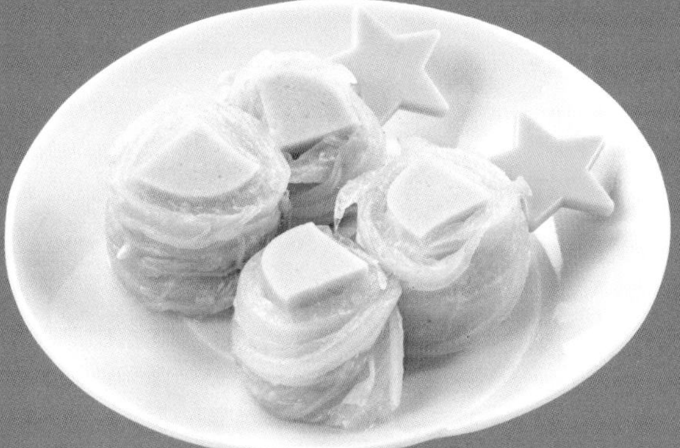

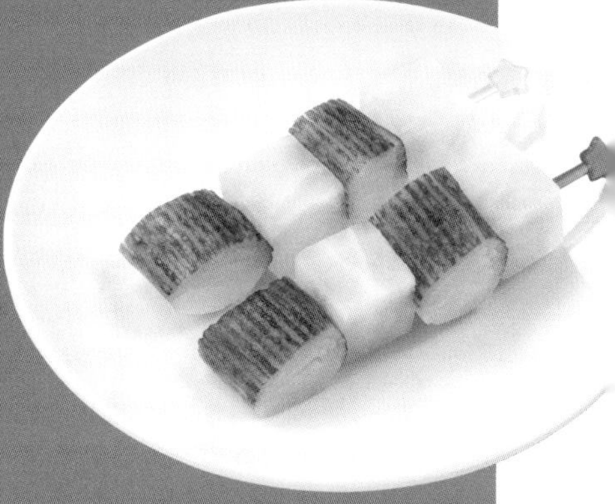

PART 2

サブおかず

お弁当に彩りを添える
15分以内でできる4タイプの副菜レシピ

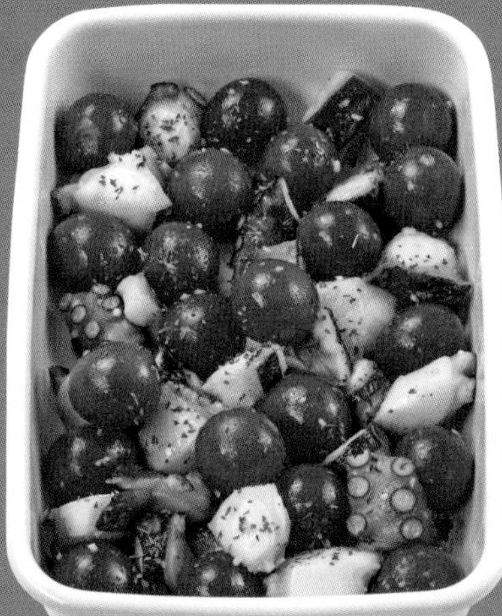

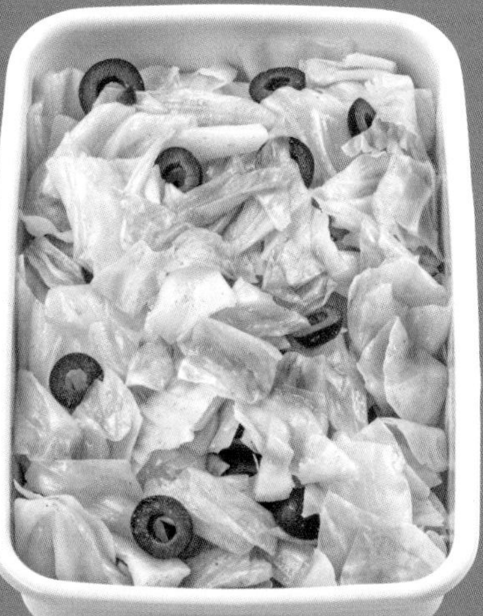

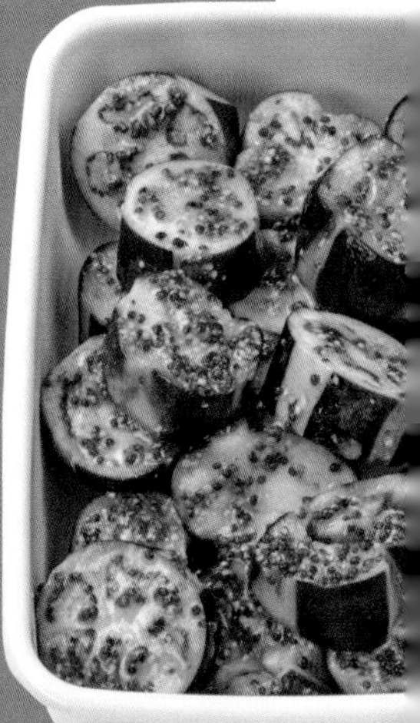

ブロッコリー

（100gあたり）

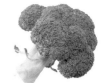

37 kcal / 糖質量 **2.3** g

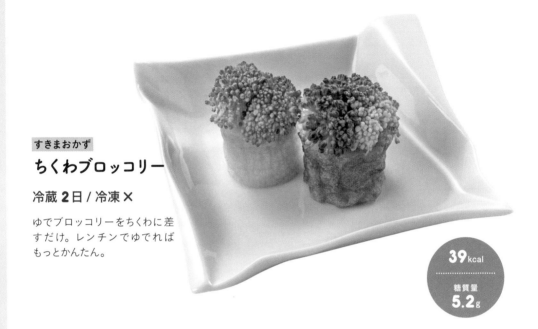

すきまおかず

ちくわブロッコリー

冷蔵 **2**日 / 冷凍 ✕

ゆでブロッコリーをちくわに差すだけ。レンチンでゆでればもっとかんたん。

39 kcal

糖質量 **5.2** g

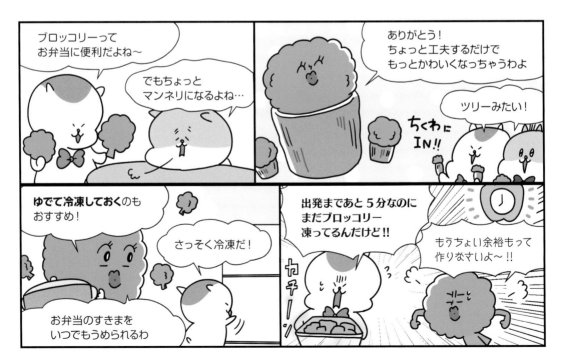

酢を効かせたさっぱり味

ブロッコリーの塩昆布あえ

8分

| 54 kcal | 糖質量 5.8 g |

材料（4人分）
ブロッコリー…2株（400g）
塩昆布…10g
白いりごま、酢…各小さじ2
ごま油…小さじ½

作り方　冷蔵4日／冷凍1か月
1　ブロッコリーは小房に分けて縦半分に切り、耐熱容器に入れる。ふんわりとラップをして電子レンジで3分加熱する。
2　ボウルにすべての材料を入れて、しっかりと混ぜ合わせる。

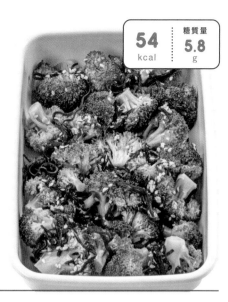

口の中でだしの香りがふわっと広がる

ブロッコリーとプチトマトのおひたし

8分

| 46 kcal | 糖質量 7.4 g |

材料（4人分）
ブロッコリー…2株（400g）
プチトマト…8個
A 水…大さじ6
　めんつゆ（3倍濃縮）
　　…大さじ3
　おろししょうが…小さじ½

作り方　冷蔵3日／冷凍3週間
1　ブロッコリーはキッチンばさみで小房に分ける。プチトマトはヘタを除き、つま楊枝で数か所穴をあける。
2　耐熱容器にブロッコリーを入れ、ふんわりとラップをして電子レンジで3分ほど加熱する。
3　保存容器にAを入れて混ぜ、2、プチトマトを加えて漬ける。

リメイク
焼いた厚揚げに漬け汁ごとかけ、かつお節を散らしても。

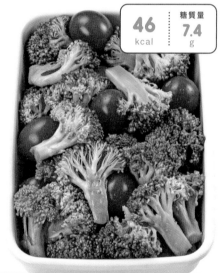

粉チーズ入りの衣がやみつきになる

ブロッコリーのフリット

10分

| 131 kcal | 糖質量 10.6 g |

材料（4人分）
ブロッコリー…2株（400g）
塩、こしょう…各少々
A 天ぷら粉…50g
　水…65ml
　粉チーズ…大さじ1
サラダ油…適量

作り方　冷蔵3日／冷凍✕
1　ブロッコリーは小房に分けて塩、こしょうをふる。
2　ボウルにAを入れて混ぜ、1を加えてからめる。
3　フライパンに深さ2cmほどのサラダ油を中火で熱し、2をこんがりと揚げ焼きにする。

調理ポイント
衣に加えた粉チーズで、冷めてもおいしいフリットに。

サブおかず

ごまのコクと辛さのバランスが絶妙

ブロッコリーとささみの坦々あえ

10分

149 kcal ｜ 糖質量 8.9 g

火を使わない

材料（4人分）

ブロッコリー…大1株（300g）
鶏ささみ…4本
塩…ひとつまみ
酒…大さじ1
A 白練りごま…大さじ2
　酢…小さじ4
　しょうゆ、砂糖…各大さじ1
　白いりごま…小さじ2
　豆板醤…小さじ½
ピーナッツ…5g

作り方 冷蔵3日/冷凍1か月

1 鶏ささみはすじを除いて耐熱容器に入れ、塩、酒をふってふんわりとラップをして電子レンジで2〜3分加熱する。

2 ブロッコリーは小房に分け、茎は皮をむいて食べやすく切る。耐熱容器に入れてラップをし、電子レンジで2分加熱する。ボウルに合わせた**A**、**1**、**2**、砕いたピーナッツを入れてあえる。

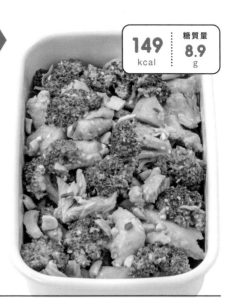

にんにくとオリーブ油の間違いないおいしさ

ブロッコリーとえびのオイル蒸し

8分

126 kcal ｜ 糖質量 3.7 g

包丁使わない

材料（4人分）

ブロッコリー…2株（400g）
むきえび…小12尾
A 水…大さじ3
　オリーブ油…大さじ2
　おろしにんにく…小さじ½
　塩…小さじ⅓
　粗びき黒こしょう…少々
　赤唐辛子（種を除いて
　　半分に切る）…1本分

作り方 冷蔵3日/冷凍2週間

1 ブロッコリーはキッチンばさみで小房に分ける。

2 フライパンに**A**を合わせ、ブロッコリー、むきえびを加えてふたをし、中火で加熱する。

3 **2**が煮立ったら弱火にし、4分蒸し煮にする。

やせテク

アヒージョのようにオイルのみで煮るのではなく、オイルを使ったスープにしてカロリーダウン。

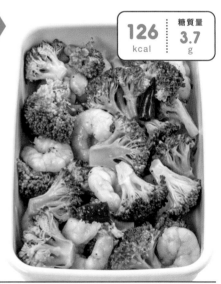

かつお節とごまをたっぷり使った1品

ブロッコリーのおかかまぶし

8分

54 kcal ｜ 糖質量 5.9 g

食材ひとつ

材料（4人分）

ブロッコリー…2株（400g）
塩…少々
A 白すりごま…大さじ1
　しょうゆ…大さじ½
　砂糖…小さじ½
かつお節…3g

作り方 冷蔵3日/冷凍1か月

1 ブロッコリーは小房に分け、耐熱容器に入れて塩をふり、ふんわりとラップをして電子レンジで2分30秒加熱し、水けをきる。

2 **1**に、合わせた**A**を加えてからめ、かつお節を加えてさっと混ぜ合わせる。

調理ポイント

おかかあえにすりごまを加えることでうまみアップ。

ソースにヨーグルトを加えてカロリーダウン

ブロッコリーとハムの卵ソース

10分

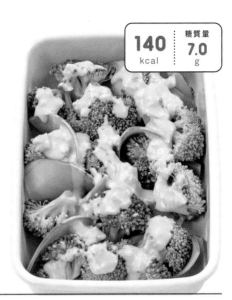

| 140 kcal | 糖質量 7.0 g |

材料（4人分）

ブロッコリー…2株（400g）
卵…2個
ロースハム…3枚
A マヨネーズ…大さじ2
 プレーンヨーグルト
 …大さじ1
 砂糖…小さじ½
 塩、こしょう…各少々

調理ポイント

卵黄を半分に割って加熱すると、卵白と卵黄に分かれて火が通り、ゆで卵のタルタルソースのように。

作り方 冷蔵3日 / 冷凍×

1 ブロッコリーは小房に分け、耐熱容器に入れてふんわりとラップをして電子レンジで2分30秒加熱する。ロースハムは十字に切る。

2 耐熱容器に卵を割り入れ、卵黄を菜箸で半分に割る。ふんわりとラップをして電子レンジで1分30秒加熱し、**A**を加えて混ぜ合わせる。

3 保存容器に**1**を入れ、**2**を回しかける。

食感のある食材でお弁当にアクセントを

ブロッコリーのザーサイ炒め

10分

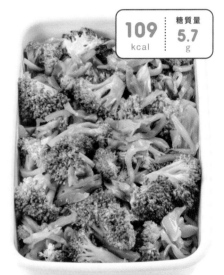

| 109 kcal | 糖質量 5.7 g |

材料（4人分）

ブロッコリー…2株（400g）
味つけザーサイ…70g
ごま油…大さじ1
A 水…50㎖
 酒…大さじ3
 しょうゆ…大さじ1
 こしょう…少々

調理ポイント

汁けをとばしながら炒めて味をしっかりしみ込ませる。

作り方 冷蔵3日 / 冷凍1か月

1 キッチンばさみでブロッコリーは小房に分け、ザーサイは細切りにする。

2 フライパンにごま油を中火で熱し、**1**を炒め、合わせた**A**を加えて混ぜながら汁けをとばし、火を通す。

放置レシピ 冷蔵**3**日 / 冷凍**2**週間

エスニックな味わいの箸休め

ブロッコリーのレモンナンプラー

作り方＋材料（4人分）

1 ブロッコリーは小房に分けて耐熱容器に入れ、ふんわりとラップをして電子レンジで2分30秒加熱する。

ブロッコリー…2株（400g）

2 **1**が熱いうちに、レモンの輪切り、**A**を加えてあえ、冷蔵庫で味をなじませる。

レモン（輪切り）…4枚
A 水…70㎖
 ナンプラー、オリーブ油…各大さじ1
 おろししょうが…小さじ½

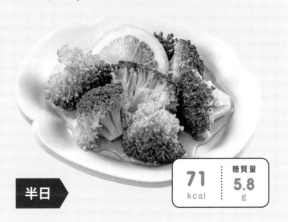

半日

| 71 kcal | 糖質量 5.8 g |

カリフラワー

（100gあたり）

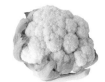

28kcal / 糖質量 **3.2**g

- -

すきまおかず

カリフラワーブーケ

冷蔵 **2**日 / 冷凍 ✕

ゆでカリフラワーを半分に切っ
たロースハムで巻くだけ。レン
チンでゆでるともっとラク。

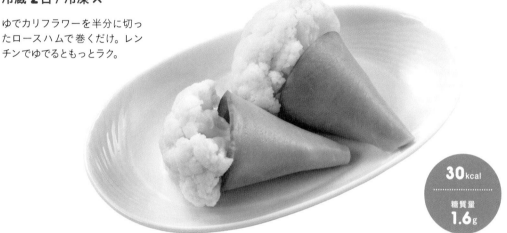

30kcal

糖質量
1.6g

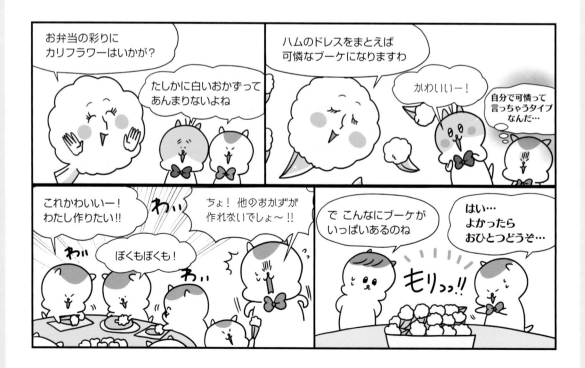

お弁当の彩りに
カリフラワーはいかが？

たしかに白いおかずって
あんまりないよね

ハムのドレスをまとえば
可憐なブーケになりますわ

かわいいー！

自分で可憐って
言っちゃうタイプ
なんだ…

これかわいいー！
わたし作りたい!!

わぃ

わぃ

ぼくもぼくも！

わぃ

ちょ！ 他のおかずが
作れないでしょ〜!!

で こんなにブーケが
いっぱいあるのね

はい…
よかったら
おひとつどうぞ…

もりっっ!!

クリームチーズでコクうまの味わいに

カリフラワーのココット風

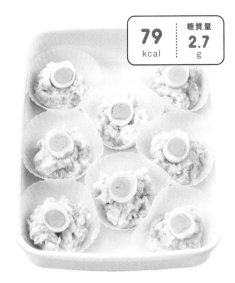

12分

79 kcal	糖質量 **2.7** g

材料（4人分）

カリフラワー…2株（400g）
うずらの卵（水煮）…4個
A クリームチーズ…60g
コンソメスープの素（顆粒）
　　…小さじ1
塩…少々

作り方　冷蔵3日 / 冷凍×

1 カリフラワーは粗みじん切りにして耐熱容器に入れ、ふんわりとラップをして電子レンジで8分加熱する。水けをきって熱いうちに**A**を加え、マッシャーでつぶしながら混ぜる。

2 うずらの卵は半分に切る。

3 シリコンカップ8個に等分に入れ、中央に**2**をのせる。

やせテク

じゃがいもの代わりにカリフラワーを使い、ヘルシーなエッグスラット風に。

火を使わない

食感のある食材でお弁当にアクセントを

カリフラワーの明太炒め

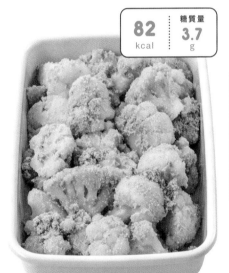

10分

82 kcal	糖質量 **3.7** g

材料（4人分）

カリフラワー…2株（400g）
辛子明太子…小2腹（100g）
酒…大さじ2
サラダ油…大さじ1
しょうゆ…小さじ1

作り方　冷蔵3日 / 冷凍×

1 カリフラワーはキッチンばさみで小房に分けて塩少々（分量外）を加えた熱湯でゆで、ザルにあげる。

2 辛子明太子は薄皮を除き、酒と混ぜ合わせる。

3 フライパンにサラダ油を中火で熱して**1**を炒め、**2**、しょうゆを加えて炒め合わせる。

包丁使わない

淡白な食材に味つけで刺激を

カリフラワーの
ゆずこしょう焼き

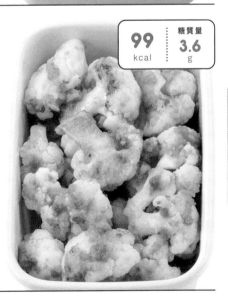

10分

99 kcal	糖質量 **3.6** g

材料（4人分）

カリフラワー…大1株（300g）
小麦粉…適量
サラダ油…大さじ2½
A 酒…大さじ1
しょうゆ…小さじ1
ゆずこしょう…小さじ½

作り方　冷蔵3日 / 冷凍1か月

1 カリフラワーは小房に分け、小麦粉を薄くまぶす。

2 フライパンにサラダ油を中火で熱し、**1**をカリッとするまで炒める。

3 **2**に合わせた**A**を加えて炒め合わせる。

調理ポイント

調味料がからみやすいよう小麦粉をまぶすと、時間が経ってもおいしい。

食材ひとつ

にんじん

（100gあたり）

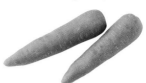

30kcal / 糖質量 **5.7**g

すきまおかず

にんじんフラワー

冷蔵 2日 / 冷凍 ✕

花型でくりぬいたにんじん、水、
砂糖、塩を入れて、ふんわりと
ラップをして電子レンジで30
秒ほど加熱するだけ。

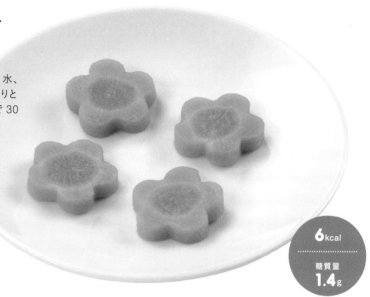

6kcal

糖質量
1.4g

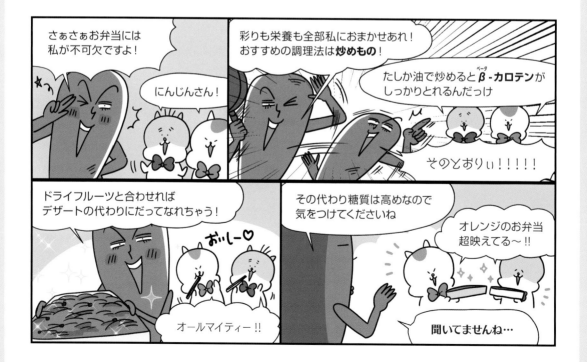

映え系スイーツおかず

にんじんとレーズンのラペ

10分

146 kcal ／ 糖質量 11.4 g

材料（4人分）
にんじん…大 2 本 (400g)
塩…小さじ 1
レーズン…大さじ 2
A オリーブ油、酢
　　…各大さじ 3
　砂糖…大さじ 1½
　こしょう…少々

作り方　冷蔵 3 日 / 冷凍 1 か月
1 にんじんは皮をむいてせん切りにしてボウルに入れ、塩でもみ、3 分ほどおく。
2 **1** の水けを絞り、レーズン、合わせた **A** を加えてあえる。

調理ポイント
レーズンを使って彩りをプラス。黒の差し色がお弁当全体を引き締める。

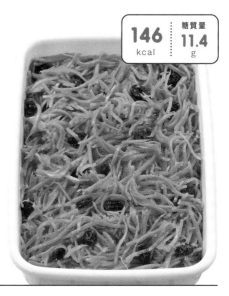

ツナ缶を汁ごと使ってうまみ十分

にんじんとツナの春雨煮

10分

96 kcal ／ 糖質量 10.9 g

材料（4人分）
にんじん…2 本 (300g)
春雨…40g
ツナ缶（油漬け）
　…小 1 缶 (70g)
A 水…200mℓ
　しょうゆ、酒…各大さじ ½
　粗びき黒こしょう…少々

作り方　冷蔵 3 日 / 冷凍 2 週間
1 にんじんはピーラーで皮をむいて薄切りにする。春雨は水で洗う。
2 フライパンにツナ缶の缶汁を中火で熱し、にんじんを炒める。しんなりしたら **A** を加えて強めの中火にして煮立てる。
3 **2** に春雨、ツナ缶を加え、やわらかくなるまで 4 分ほど煮て、粗びき黒こしょうをふる。

やせテク
ツナ缶の油だけで炒めてカロリーをおさえて。

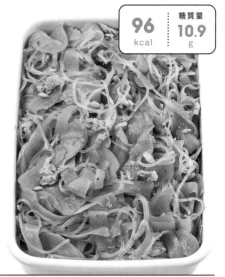

蒸し焼きでにんじんの甘みが増加

にんじんのハーブホイル焼き

12分

66 kcal ／ 糖質量 3.9 g

材料（4人分）
にんじん…2 本 (300g)
ローリエ…1 枚
塩…小さじ ½
こしょう…少々
オリーブ油…大さじ 1½

作り方　冷蔵 3 日 / 冷凍 2 週間
1 にんじんは皮をむいて小さめの乱切りにする。
2 アルミホイルに、**1**、ローリエをのせて塩、こしょうをふり、オリーブ油を回しかけて包む。
3 フライパンに深さ 1cm ほどの水を沸騰させ、**2** を入れて弱めの中火で 8 分ほど加熱する。

調理ポイント
にんじんは小さめの乱切りにすることで、火が早く通る。

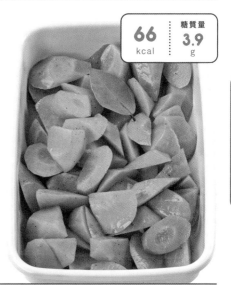

火を使わない

包丁使わない

食材ひとつ

トマト・プチトマト

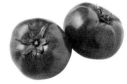

20 kcal / 糖質量 **3.5** g

30 kcal / 糖質量 **5.6** g

すきまおかず

ミニカプレーゼ

冷蔵 **2日** / 冷凍 **✕**

プチトマトを半分に切って小さ
く折りたたんだスライスチーズ
をはさみ、ピックで刺すだけ。

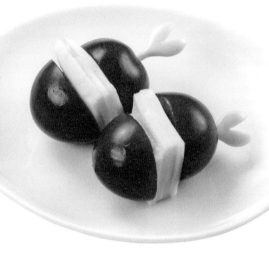

37 kcal

糖質量
1.7 g

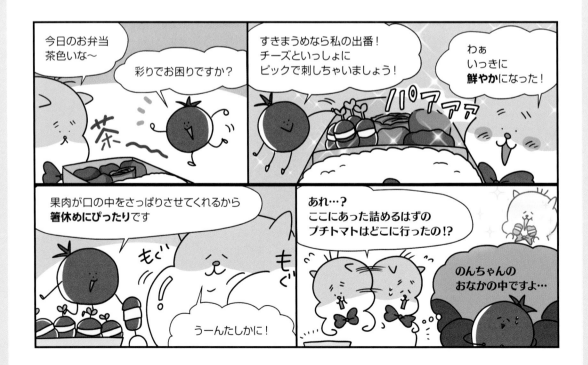

今日のお弁当
茶色いな〜

彩りでお困りですか？

すきまうめなら私の出番！
チーズといっしょに
ピックで刺しちゃいましょう！

わぁ
いっきに
鮮やかになった！

果肉が口の中をさっぱりさせてくれるから
箸休めにぴったりです

うーんたしかに！

あれ…？
ここにあった詰めるはずの
プチトマトはどこに行ったの!?

のんちゃんの
おなかの中ですよ…

時間をおくほどに甘酸っぱさがなじむ

プチトマトの
はちみつレモンマリネ

`5分`

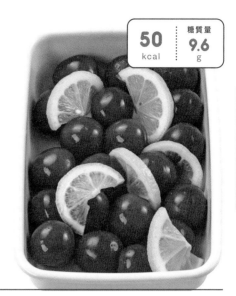

50 kcal	糖質量 **9.6** g

材料（4人分）
プチトマト…20個（300g）
レモン…1個
はちみつ…大さじ1

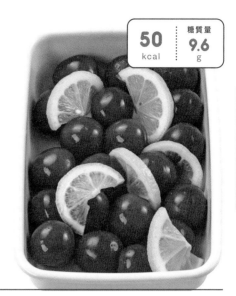

作り方　冷蔵3日／冷凍2週間
1 プチトマトはヘタを除き、つま楊枝で1個につき3〜4か所穴をあける。レモンは薄い半月切りを8枚とり、残りは果汁を絞る。
2 保存容器にレモン汁、はちみつを混ぜ、プチトマト、半月切りのレモンを加えてあえる。

やせテク
はちみつは甘みに奥行きがあるので、少量でも満足感のある味わいに。

味も見た目も華やか

プチトマトとたこの
ガーリック炒め

`8分`

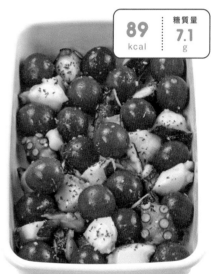

89 kcal	糖質量 **7.1** g

材料（4人分）
プチトマト…20個（300g）
ゆでだこ…150g
オリーブ油…大さじ1
おろしにんにく…小さじ½
塩…小さじ¼
こしょう…少々
パセリ（乾燥）…適量

作り方　冷蔵3日／冷凍1か月
1 プチトマトはヘタを除く。ゆでだこはキッチンばさみでひと口大に切る。
2 フライパンにオリーブ油を中火で熱し、たこを炒めて、おろしにんにく、プチトマトを加えてさっと炒め合わせる。
3 2に塩、こしょうをふり、パセリを散らす。

リメイク
小さく切って焼いたバゲットにのせて、オープンサンドに。

トマトの果肉が辛みをやわらげる

中華風トマトあえ

`5分`

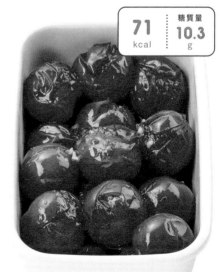

71 kcal	糖質量 **10.3** g

材料（4人分）
プチトマト…2パック（400g）
A しょうゆ、はちみつ
　　…各大さじ1
　ごま油…小さじ2
　おろしにんにく…小さじ¼
　豆板醤…少々

作り方　冷蔵4日／冷凍1か月
1 プチトマトはヘタを除いて、つま楊枝で数か所穴をあける。
2 耐熱容器に1とAを入れて混ぜる。ふんわりとラップをして電子レンジで2〜3分加熱し、さっと混ぜる。

調理ポイント
プチトマトは破裂しないよう、穴をあけてから電子レンジで加熱する。

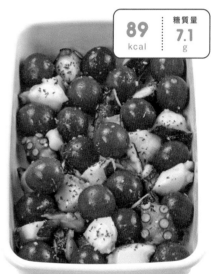
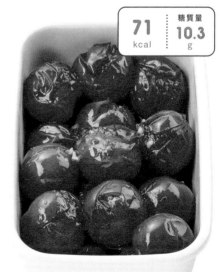

火を使わない

包丁使わない

食材ひとつ

みそとトマトの意外な組み合わせにおどろき

プチトマトの田楽

10分

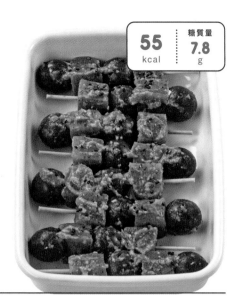

55 kcal	糖質量 **7.8** g

火を使わない

材料（4人分）

プチトマト…小16個(240g)
こんにゃく（アク抜き不要のもの）
　…100g
A みそ、トマトケチャップ
　　…各大さじ2
　みりん…大さじ1
　オリーブ油…小さじ½
黒いりごま…適量

やせテク
田楽みそにトマトケチャップを使うと砂糖の量を減らせる他、うまみをアップさせる効果も。

作り方　冷蔵3日/冷凍×

1 プチトマトはヘタを除く。こんにゃくはプチトマトの大きさに合わせて角切りにして耐熱容器に入れ、ふんわりとラップをし電子レンジで2分加熱する。

2 別の耐熱容器に**A**を入れ、ふんわりとラップをして電子レンジで10秒加熱し、よく混ぜてから**1**を加えてさっくりあえる。

3 竹串にこんにゃく、プチトマトの順に2個ずつ刺し、黒いりごまをふる。

味つけは焼き肉のたれにおまかせ

プチトマトと豆の
スパイシーグラタン

10分

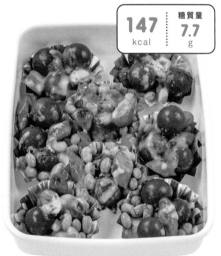

147 kcal	糖質量 **7.7** g

包丁使わない

材料（4人分）

プチトマト
　…2パック(400g)
ウインナーソーセージ
　…4本
大豆（水煮）…60g
焼き肉のたれ（市販）
　…大さじ1
ピザ用チーズ…35g
パセリ（乾燥）…適量

作り方　冷蔵3日/冷凍2週間

1 プチトマトはヘタを除く。ウインナーソーセージはキッチンばさみで1cm幅の斜め切りにする。

2 ボウルに**1**を入れ、大豆、焼き肉のたれを加えてよく混ぜる。

3 アルミカップ8個に**2**、ピザ用チーズの順に等分にのせ、オーブントースターでチーズが溶けるまで焼き、パセリをふる。

トマト×だし＝うまみ無限大

トマトのまるごとだし煮

8分

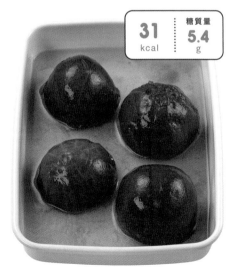

31 kcal	糖質量 **5.4** g

食材ひとつ

材料（4人分）

トマト…小4個(500g)
A だし汁…400ml
　みりん…大さじ1
　しょうゆ、塩…各小さじ½

作り方　冷蔵3日/冷凍2週間

1 トマトはヘタを除き、熱湯にさっとくぐらせたら冷水に浸して皮をむく。

2 鍋に**A**を中火で熱し、煮立ったら火を止めて**1**を加え、粗熱をとる。

調理ポイント
凍らせて冷やしトマトにして持っていくのもおすすめ。

うま辛キムチとトマトの最強タッグ

トマトとにらのキムチあえ

8分

材料（4人分）

トマト…2個（400g）
にら… 1/2 束
白菜キムチ…200g
ごま油…大さじ 1 1/2

作り方　冷蔵 3 日 / 冷凍 ✕

1 トマトはヘタを除き、ひと口大のくし形切りにする。

2 にらは 2cm 長さに切って耐熱容器に入れ、ふんわりとラップをして電子レンジで 20 秒加熱し、しっかりと水けを絞る。

3 ボウルに 1、2、白菜キムチ、ごま油を入れてさっくりと混ぜ合わせる。

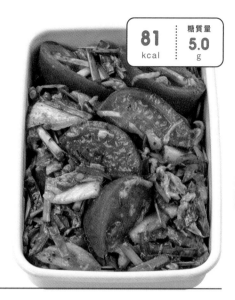

| 81 kcal | 糖質量 5.0 g |

火を使わない

トマトケチャップで煮込んだみたいな味に

プチトマトとししとうのラタトゥイユ

8分

| 65 kcal | 糖質量 6.7 g |

材料（4人分）

プチトマト…1パック（200g）
ししとう…15 本
オリーブ油…大さじ 1
おろしにんにく…小さじ 1
A トマトケチャップ
　…大さじ 3
　水…大さじ 1
　塩、こしょう…各少々

作り方　冷蔵 3 日 / 冷凍 2 週間

1 プチトマトはヘタを除き、ししとうはキッチンばさみでヘタを落として浅く切り目を入れる。

2 フライパンにオリーブ油を中火で熱し、ししとう、おろしにんにくを加えて焼き色がつくまで炒める。

3 2 にプチトマト、合わせた A を加えてさっと炒め合わせる。

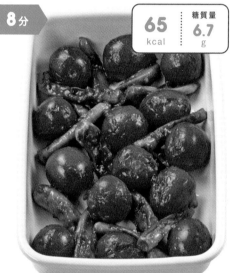

リ メ イ ク
ゆでたパスタにからめても。

包丁使わない

放置レシピ　冷蔵 3 日 / 冷凍 ✕

トマトの甘みとうまみがぎゅっと凝縮
グリルチーズトマト

作り方＋材料（4人分）

1 トマトはヘタを除き、1cm 幅の輪切りにする。

トマト…2個（400g）

2 天板にオーブンシートを敷き、トマトを並べて塩、こしょう、粉チーズをふり、オリーブ油を回しかけ、250℃に予熱したオーブンで 13 分焼く。

塩、こしょう…各少々
粉チーズ…大さじ 1
オリーブ油…大さじ 1

20分

| 57 kcal | 糖質量 3.5 g |

パプリカ

パプリカ(黄)
(100gあたり)
28 kcal /
糖質量 **5.7** g

パプリカ(赤)
(100gあたり)
28 kcal /
糖質量 **5.3** g

すきまおかず
スターパプリカ

冷蔵 **2**日 / 冷凍 ✕

パプリカ(黄・赤)を
星型でくりぬくだけ。

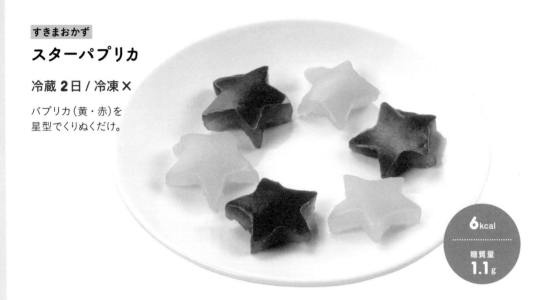

6kcal

糖質量
1.1g

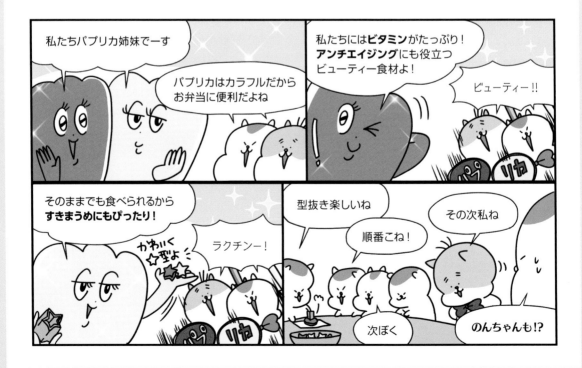

私たちパプリカ姉妹でーす

パプリカはカラフルだから
お弁当に便利だよね

私たちには**ビタミン**がたっぷり!
アンチエイジングにも役立つ
ビューティー食材よ!

ビューティー!!

そのままでも食べられるから
すきまうめにもぴったり!

かわいく
☆型よ

ラクチンー!

型抜き楽しいね

順番こね!

その次私ね

次ぼく

のんちゃんも!?

かんたんコクうまおしゃれおかず

パプリカのチーズおかか

10分

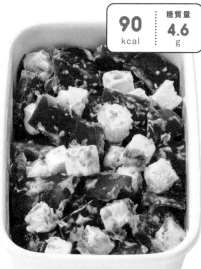

90 kcal ｜ 糖質量 4.6 g

材料（4人分）

パプリカ（赤）…2個（300g）
クリームチーズ…80g
A しょうゆ…大さじ1
　　かつお節…6g

作り方 冷蔵 **4日** / 冷凍 **1か月**

1 パプリカはヘタと種を除いて
　2cm角に切る。クリームチーズ
　は1cm角に切る。

2 耐熱容器に **1** のパプリカを入
　れ、ふんわりとラップをして電
　子レンジで4分加熱する。

3 **A** を加えて混ぜ合わせ、粗熱
　がとれたら **1** のクリームチーズ
　を加えてさっくりとあえる。

火を使わない

すりおろした玉ねぎが味わいを深める

パプリカのシーフードマリネ

8分

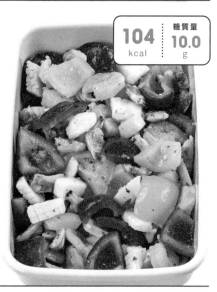

104 kcal ｜ 糖質量 10.0 g

材料（4人分）

パプリカ（赤・黄）
　…各1個（300g）
シーフードミックス（冷凍）
　…300g
A すし酢…大さじ3
　　玉ねぎ（すりおろし）、
　　　オリーブ油…各大さじ1
　　パセリ（乾燥）…小さじ½
　　塩、こしょう…各少々

作り方 冷蔵 **3日** / 冷凍 **2週間**

1 パプリカはヘタと種を除き、
　キッチンばさみでひと口大に切
　る。シーフードミックスは流水
　解凍する。

2 耐熱容器に **1** を入れ、ふんわ
　りとラップをして電子レンジで
　4分加熱し、水けをきる。

3 **2** が熱いうちに **A** を加え、さっ
　くりあえる。

やせテク

おろし玉ねぎを加えることで、油が
ひかえめでもうまみアップ。

包丁使わない

甘さとコクが後を引く味わい

パプリカのみそきんぴら

8分

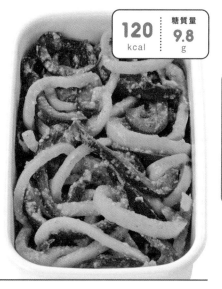

120 kcal ｜ 糖質量 9.8 g

材料（4人分）

パプリカ（赤・黄）
　…各1個（300g）
ごま油…大さじ1
A 白すりごま、みそ、みりん
　　…各大さじ2
　　酒…大さじ1

作り方 冷蔵 **3日** / 冷凍 **1か月**

1 パプリカはヘタと種を除いて
　細切りにする。

2 フライパンにごま油を中火で
　熱し、**1** をしんなりするまで炒め
　る。

3 **2** に、合わせた **A** を加えて煮か
　らめる。

食材ひとつ

ピーマン

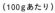
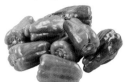

（100gあたり）

20 kcal / 糖質量 **3.0** g

うずらピーマン

冷蔵 × / 冷凍 ×

フライパンにサラダ油を弱火で
熱し、ピーマンの輪切りを入
れ、うずらの卵を割り入れ、火
が通るまで加熱する。

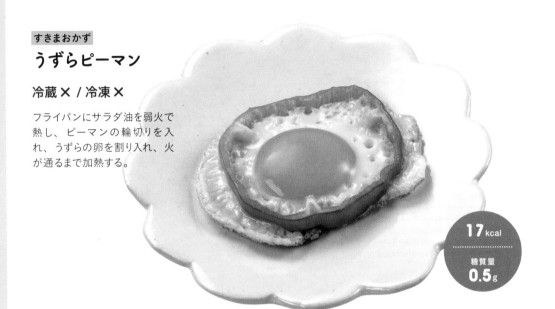

17 kcal

糖質量
0.5 g

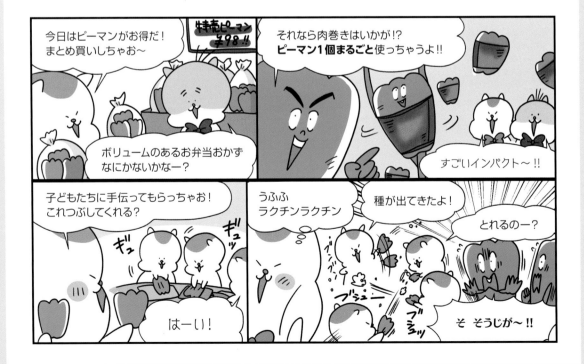

さっとできる定番の甘辛サブおかず

ピーマンのじゃこ炒め

10分

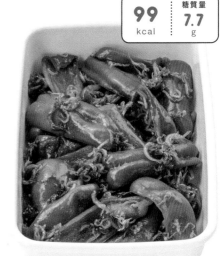

99 kcal	糖質量 **7.7** g

材料（4人分）

ピーマン…8個（320g）
ちりめんじゃこ…80g
小麦粉…大さじ ½
A しょうゆ…大さじ 1⅓
ごま油、砂糖…各大さじ 1

作り方　冷蔵 **3**日 / 冷凍 **1**か月

1 ピーマンはヘタと種を除き、縦4等分に切る。
2 耐熱容器にちりめんじゃこ、小麦粉を入れて混ぜる。
3 **2**に**1**と**A**を加えてよく混ぜ、ラップをせずに電子レンジで5分加熱する。

やせテク

電子レンジ調理なら、風味づけのごま油だけですむのでカロリーカット。

火を使わない

まるごとピーマンがインパクト大

ピーマンの肉巻き

10分

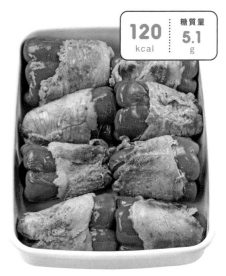

120 kcal	糖質量 **5.1** g

材料（4人分）

ピーマン…8個（320g）
豚もも薄切り肉…8枚
塩…小さじ ⅓
こしょう…少々
サラダ油…大さじ ½
酒…大さじ 1

作り方　冷蔵 **3**日 / 冷凍 **2**週間

1 豚もも薄切り肉は塩、こしょうをふる。
2 ピーマンは手でにぎってつぶし、**1**を巻く。
3 フライパンにサラダ油を中火で熱し、**2**の巻き終わりを下にして並べ、全面に焼き色をつける。酒を加えてふたをし、弱めの中火で4分ほど蒸し焼きにする。お好みで食べるときに中濃ソースをかける。

リメイク

カットトマト缶とコンソメスープの素（顆粒）を加えて煮れば、メインおかずにもなるトマト煮込みに。

包丁使わない

エスニックの味つけも試してみて

ピーマンのスイートチリソース

8分

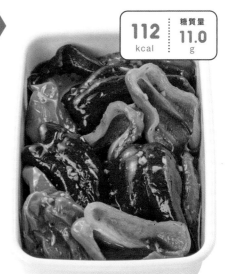

112 kcal	糖質量 **11.0** g

材料（4人分）

ピーマン…6個（240g）
赤ピーマン…2個（80g）
揚げ油…適量
A 水…50㎖
スイートチリソース
…大さじ 3
しょうゆ…大さじ ½

作り方　冷蔵 **4**日 / 冷凍 ×

1 ピーマン、赤ピーマンはヘタと種を除いて縦半分に切り、160℃の揚げ油で素揚げする。
2 耐熱容器に**A**を入れてラップをし、電子レンジで1分加熱する。
3 **1**、**2**が熱いうちに合わせて味をなじませる。弁当箱に詰めるときは汁けをきる。

リメイク

炒めたえびと合わせて、エスニック風炒めに。

食材ひとつ

キャベツ

（100gあたり）

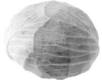

21 kcal / 糖質量 **3.5** g

....

すきまおかず
くるくるキャベツ

冷蔵 **2**日 / 冷凍 **✕**

ゆでキャベツとロースハムを交互に重ねて巻き、食べやすく切ってピックに刺すだけ。

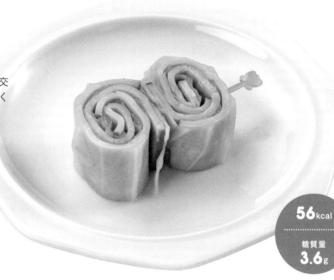

56 kcal
....
糖質量
3.6 g

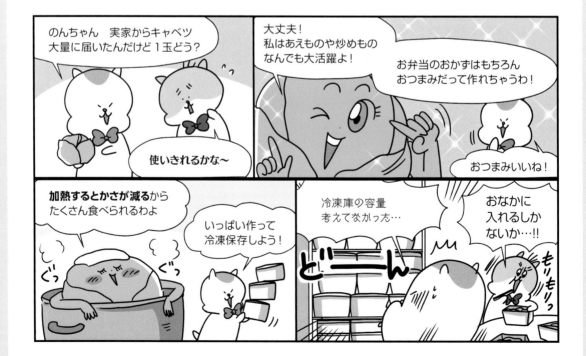

ふわふわ食感がくせになる
はんぺん入りキャベツバーグ

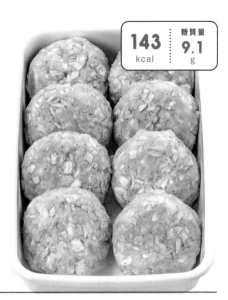

15分

143 kcal ／ 糖質量 **9.1** g

材料（4人分）
キャベツ…160g
はんぺん…2枚
A ピザ用チーズ…60g
マヨネーズ、片栗粉
　…各大さじ1
塩、こしょう…各少々
サラダ油…適量

作り方　冷蔵3日／冷凍2週間
1 キャベツはみじん切りにし、はんぺんは手でつぶす。
2 ボウルに**1**、**A**を混ぜて8等分にし、平たく丸めて表面にサラダ油を薄く塗る。
3 天板にアルミホイルを敷き、**2**を並べてオーブントースターで10分焼く。

火を使わない

サブにもメインにもなるボリューム
キャベツとささみのソテー

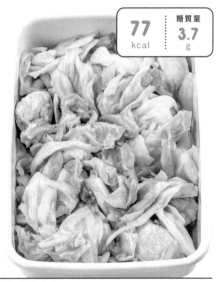

12分

77 kcal ／ 糖質量 **3.7** g

材料（4人分）
キャベツ…300g
鶏ささみ…3本
オリーブ油…大さじ1
しょうゆ…大さじ1½
塩、こしょう…各適量

作り方　冷蔵3日／冷凍1か月
1 キャベツは手でちぎる。鶏ささみはすじを除き、キッチンばさみで4等分に切り、塩、こしょうをふる。
2 フライパンにオリーブ油を中火で熱し、肉に火が通るまで炒める。
3 **2**にキャベツを加えてしんなりするまで炒め、しょうゆを加えて炒め合わせ、塩、こしょうで味を調える。

リメイク
卵とじにしてキャベツたっぷりの親子丼に。

包丁使わない

甘み×酸味×辛みで元気がでる
キャベツの甘酢炒め

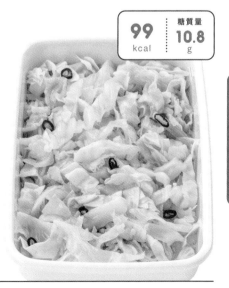

10分

99 kcal ／ 糖質量 **10.8** g

材料（4人分）
キャベツ…400g
しょうが…1片
A 赤唐辛子（種を除いて
　小口切り）…2本分
酢…90㎖
砂糖…大さじ3
ごま油…大さじ1½
塩…小さじ1

作り方　冷蔵3日／冷凍1か月
1 キャベツは1㎝幅の細切りに、しょうがはせん切りにする。
2 耐熱容器に**1**と**A**を入れて混ぜ合わせ、ふんわりとラップをして電子レンジで6分加熱し、よく混ぜる。

リメイク
ライ麦パンにオムレツとともにはさんで、さっぱりサンドイッチに。

食材ひとつ

お弁当に入っているとうれしい箸休め

キャベツの梅おかかあえ

10分

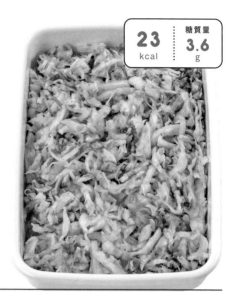

23 kcal	糖質量 3.6 g

火を使わない

材料（4人分）
キャベツ…300g
塩…小さじ1
A 練り梅…10g
かつお節…5g
しょうゆ…小さじ½

作り方　冷蔵3日／冷凍✕
1 キャベツは5mm幅の細切りにし、塩もみして水けを絞る。
2 ボウルに1とAを入れてあえる。

調理ポイント
味なじみをよくするために、塩もみしたあとは水けをしっかり絞って。

辛子マヨがクセになる

キャベツとちくわの辛子マヨ

10分

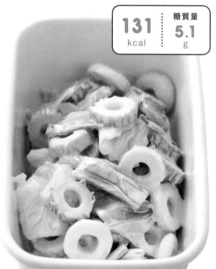

131 kcal	糖質量 5.1 g

包丁使わない

材料（4人分）
キャベツ…400g
ちくわ…2本
A マヨネーズ…大さじ4
しょうゆ…大さじ1
練り辛子…小さじ½

作り方　冷蔵2日／冷凍2週間
1 キャベツは食べやすい大きさに手でちぎり、塩少々（分量外）を入れた熱湯でゆでてザルにあげ、粗熱がとれたら水けをしっかりと絞る。
2 ちくわはキッチンばさみで1cm幅の輪切りにする。
3 ボウルに1、2、合わせたAを入れてあえる。

暑い日に食べたくなるエキゾチックなさっぱり味

スパイシーキャベツ

10分

60 kcal	糖質量 3.3 g

食材ひとつ

材料（4人分）
キャベツ…400g
A 黒オリーブ
（種抜き・輪切り）…30g
オリーブ油、レモン汁
…各大さじ1
カレー粉…小さじ1
塩…小さじ⅙

作り方　冷蔵3日／冷凍1か月
1 キャベツはざく切りにして耐熱容器に入れ、ふんわりとラップをして電子レンジで4分加熱する。
2 1の粗熱がとれたら水けを絞り、合わせたAを加えてあえる。

リメイク
サラダ用スパゲッティとマヨネーズであえて、サラダパスタに。

みそとマヨネーズのまろやかな味わい

キャベツと鮭のみそあえ

10分

| 102 kcal | 糖質量 5.0 g |

材料（4人分）

キャベツ…400g
鮭フレーク（市販）…大さじ4
A マヨネーズ…大さじ2
みそ…大さじ1½
砂糖…小さじ1

作り方　冷蔵3日 / 冷凍1か月

1 キャベツはざく切りにして耐熱容器に入れる。ふんわりとラップをして電子レンジで4分加熱し、粗熱がとれたら水けを絞る。

2 ボウルに**A**を混ぜ合わせ、**1**と鮭フレークを加えて混ぜる。

調理ポイント
鮭フレークなら身をほぐす手間もなくラクチン。

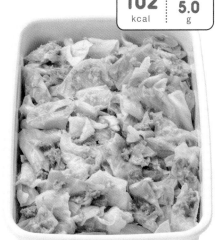

火を使わない

ストック食材でパパッと作れる

キャベツ＆ギョニソテー

10分

| 145 kcal | 糖質量 10.0 g |

材料（4人分）

キャベツ…300g
魚肉ソーセージ…3本
マヨネーズ…大さじ2
塩、こしょう…各適量

作り方　冷蔵3日 / 冷凍1か月

1 キャベツは手でちぎり、魚肉ソーセージはキッチンばさみでひと口大に切る。

2 フライパンにマヨネーズを中火で熱し、**1**をしんなりするまで炒めたら、塩、こしょうで味を調える。

調理ポイント
マヨネーズ炒めは焦げやすいため、火加減が強くなりすぎないように気をつけて。

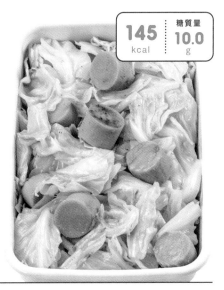

包丁使わない

放置レシピ　冷蔵3日 / 冷凍1か月

たっぷりキャベツで食べごたえ満点

キャベツオムレツ

作り方＋材料（4人分）

1 ボウルにすべての材料を加えて混ぜる。
キャベツ（ざく切り）…200g
溶き卵…4個分　鶏ひき肉…60g
粉チーズ…大さじ1½
マヨネーズ…大さじ½
コンソメスープの素（顆粒）…小さじ1
塩、こしょう…各少々

2 平らな耐熱容器に入れ、200℃に予熱したオーブンで20分焼く。

30分

| 147 kcal | 糖質量 4.6 g |

グリーンアスパラガス

（100gあたり）
21 kcal /
糖質量 **2.1** g

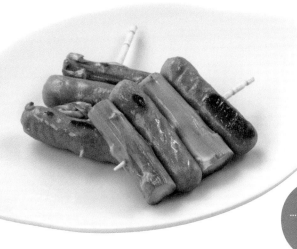

すきまおかず
アスパラ串

冷蔵 2日 / 冷凍 ×

アスパラと皮なしウインナー
ソーセージを交互につま楊枝に
刺して、サラダ油を熱したフラ
イパンで焼く。

51 kcal

糖質量
0.8 g

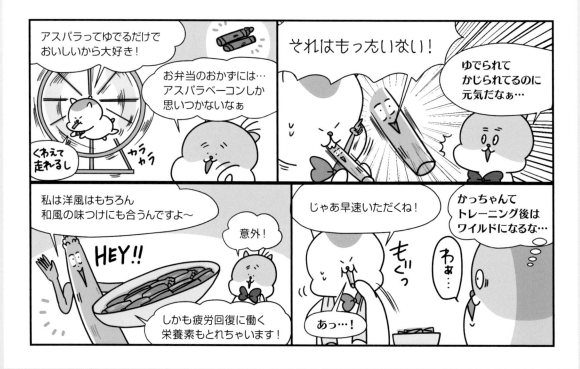

あえるだけなのにうま映え
アスパラガスのハニーマスタードあえ

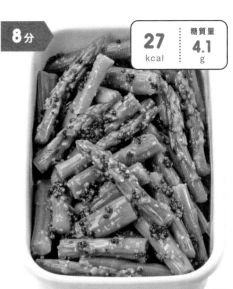

8分

27 kcal ｜ 糖質量 4.1 g

材料（4人分）
グリーンアスパラガス
　…10本（200g）
A 粒マスタード、はちみつ
　　…各小さじ2
　塩…少々

作り方 冷蔵3日 / 冷凍1か月

1 グリーンアスパラガスは根元
　を落として3〜4等分に切り、
　耐熱容器に入れてふんわりと
　ラップをして、電子レンジで3
　分加熱する。

2 1の水けをきり、合わせたAを
　加えてあえる。

火を使わない

リメイク
鶏むね肉と炒め合わ
せてハニーマスター
ド炒めに。

焼き色をつけて風味を引き出す
アスパラガスの焼きびたし

8分

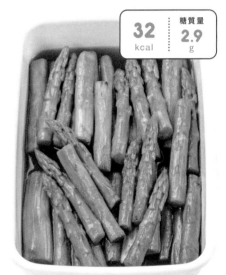

32 kcal ｜ 糖質量 2.9 g

材料（4人分）
グリーンアスパラガス
　…12本（240g）
オリーブ油…大さじ½
A 水…100mℓ
　めんつゆ（3倍濃縮）
　　…大さじ2

作り方 冷蔵3日 / 冷凍1か月

1 グリーンアスパラガスは根元
　をピーラーでむき、キッチンば
　さみで3等分に切る。

2 フライパンにオリーブ油を中
　火で熱し、1を入れて焼き色が
　つくまで焼いてAに漬ける。

包丁使わない

調理ポイント
アスパラガスは焼き色がつく
程度にさっと焼くことで、シャ
キシャキ食感を残す。

しょうゆとナッツがおつまみにもイイ
アスパラのピーナッツバター

10分

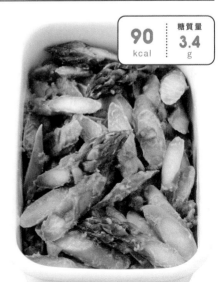

90 kcal ｜ 糖質量 3.4 g

材料（4人分）
グリーンアスパラガス
　…10本（200g）
A ピーナッツバター
　　（チャンクタイプ）
　　…大さじ3
　しょうゆ…小さじ1

作り方 冷蔵3日 / 冷凍1か月

1 グリーンアスパラガスは根元
　のかたい部分とはかまを除い
　て、斜め薄切りにする。

2 耐熱容器に1を入れ、ふんわ
　りとラップをして電子レンジで
　2分加熱する。ザルにあげて水
　けをきる。

3 ボウルにAを入れて混ぜ合わ
　せ、2を加えてあえる。

食材ひとつ

リメイク
溶き卵といっしょに炒めて、ア
スパラスクランブルエッグに。

なす

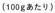
（100gあたり）
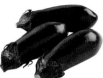
18kcal / 糖質量 **2.6**g

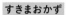
すきまおかず

なす巻きちゃん

冷蔵 **2**日 / 冷凍 **✕**

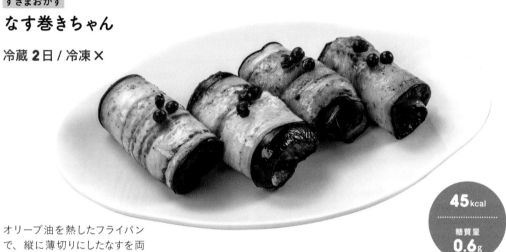

45kcal

糖質量 **0.6**g

オリーブ油を熱したフライパンで、縦に薄切りにしたなすを両面焼き、塩をふる。くるりと巻いて、ピンクペッパーをのせる。

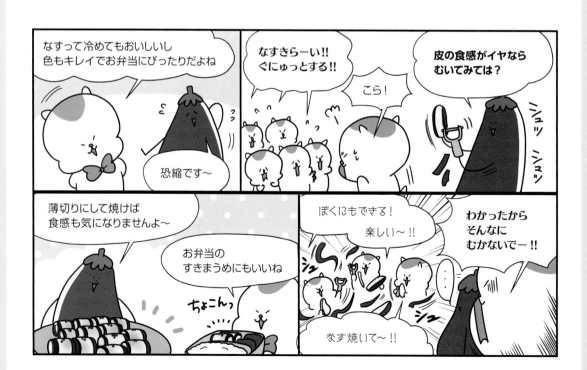

なすとオクラのチリトマト

ウスターソースが隠し味

12分

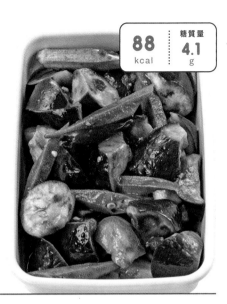

88 kcal ／ 糖質量 **4.1** g

材料（4人分）
なす…3本（210g）
オクラ…10本
オリーブ油…大さじ2
A カットトマト缶
　…¼缶（100g）
　赤唐辛子（種を除く）…1本
　ウスターソース…大さじ1
　塩、こしょう…各少々

やせテク
油を吸いやすいなすは、最小限の油で作れる電子レンジ調理がおすすめ。

作り方　冷蔵3日／冷凍2週間
1 なすはヘタを落として乱切りにする。オクラはガクをむいて斜め半分に切る。
2 耐熱容器に1、オリーブ油を入れて混ぜ、合わせた**A**を回しかける。
3 2にふんわりとラップをして電子レンジで6〜8分加熱する。

なすのスタミナあえ

ごはんにのせれば味がしみ込む

8分

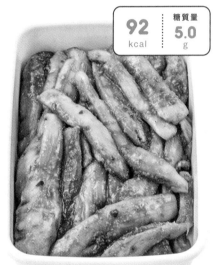

92 kcal ／ 糖質量 **5.0** g

材料（4人分）
なす…4本（280g）
A 酢、白練りごま
　…各大さじ2
　しょうゆ…大さじ1½
　ごま油…大さじ½
　砂糖…小さじ2
　豆板醤…小さじ½
　おろしにんにく…少々

作り方　冷蔵3日／冷凍2週間
1 なすはキッチンばさみでヘタを落としてピーラーで皮をむく。耐熱容器に並べ、ふんわりとラップをして電子レンジで5分加熱する。
2 1の粗熱がとれたら手で裂き、合わせた**A**を加えてあえる。

なすのマスタードマリネ

酸味と辛みのバランスが抜群

10分

68 kcal ／ 糖質量 **2.6** g

材料（4人分）
なす…4本（280g）
A オリーブ油…大さじ1½
　粒マスタード…大さじ1
　酢…大さじ½
　練り辛子…小さじ½
　塩…小さじ⅓

調理ポイント
蒸しなすもレンチンならパパッとできる。

作り方　冷蔵3日／冷凍2週間
1 なすはヘタを落として縞模様に皮をむいて水にさらす。1本ずつラップで包み、電子レンジで4分30秒加熱する。
2 1の粗熱がとれたらラップをはずして2cm幅の輪切りにし、合わせた**A**を加えてあえる。

おいしさも見た目もインパクト大

ハッセルバックなす

10分

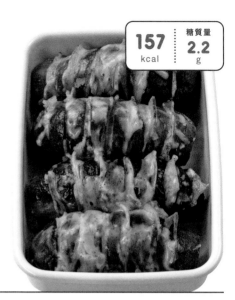

157 kcal | 糖質量 2.2 g

材料（4人分）

なす…4本（280g）
ベーコン…4枚
オリーブ油…大さじ1½
塩、こしょう…各少々
ピザ用チーズ…40g

作り方 冷蔵3日 / 冷凍×

1 なすはヘタを落とし、1.5cm幅に切り目を入れる。ベーコンは3cm幅に切る。

2 耐熱容器になすを切り目を上にしてのせ、オリーブ油を回しかけて切り目にベーコンをはさむ。

3 2に塩、こしょうをふり、ピザ用チーズを散らして、ふんわりとラップをして電子レンジで5分加熱する。

調理ポイント

お弁当には、食べたい量を切り分けて。

揚げないから低カロリーでヘルシー

なすといんげんの田舎煮

12分

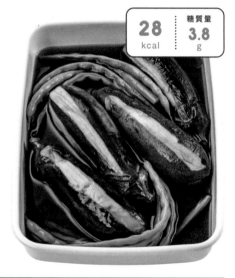

28 kcal | 糖質量 3.8 g

材料（4人分）

なす…4本（280g）
さやいんげん…100g
A だし汁…300ml
　酒…大さじ2
　しょうゆ…大さじ1½
　砂糖…小さじ2

作り方 冷蔵3日 / 冷凍2週間

1 なすはピーラーで3か所ほど皮をむき、水にさらす。さやいんげんはすじを除く。

2 鍋にAを中火で煮立て、1を加えて弱火にして8分煮る。

リメイク

ゆでたそうめんに煮汁ごとかけても。

油をからめてしっかり味しみ

なすのゆずこしょう風味

10分

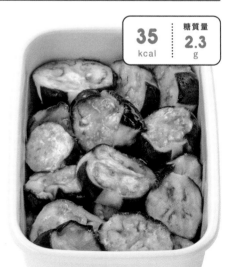

35 kcal | 糖質量 2.3 g

材料（4人分）

なす…4本（280g）
A 酢、サラダ油…各小さじ2
　ゆずこしょう…小さじ1
　砂糖、しょうゆ
　　…各小さじ½

作り方 冷蔵3日 / 冷凍1か月

1 なすはヘタを落として縞模様に皮をむく。1.5cm幅の輪切りにして水にさらし、水けをきる。

2 耐熱容器に1を入れ、ふんわりとラップをして電子レンジで6分30秒加熱し、水けをきる。

3 ボウルにAを合わせ、2を熱いうちに入れて混ぜ合わせる。

青じそがさわやかなアクセントに

なすと豚肉の大葉みそ炒め

15分

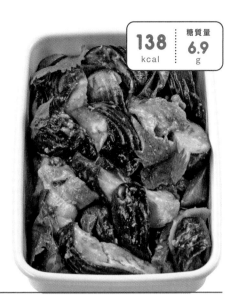

| 138 kcal | 糖質量 6.9 g |

材料（4人分）

なす…4本（280g）
豚もも薄切り肉…150g
A みそ…大さじ3
　酒…大さじ1
　砂糖…小さじ1
　塩、こしょう…各少々
ごま油…大さじ1
青じそ…10枚

調理ポイント

ラップなしでほどよく水けをとばし、炒めもの風に。

作り方　冷蔵3日/冷凍×

1 なすはヘタを落として縦半分に切り、斜めに切り目を入れてから3cm幅の斜め切りにする。豚もも薄切り肉はひと口大に切り、合わせた**A**をからめる。

2 耐熱容器になすを入れてごま油をからめる。その上に豚肉を広げ、ラップをせずに電子レンジで6〜8分加熱する。

3 2に手でちぎった青じそを加え、さっくりと混ぜる。

豆板醤を加えたごまだれがうま辛

なすとささみのバンバンジー

15分

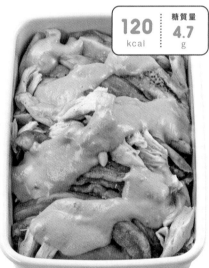

| 120 kcal | 糖質量 4.7 g |

材料（4人分）

なす…4本（280g）
鶏ささみ…4本
塩、こしょう…各少々
酒…大さじ½
A 白練りごま…大さじ3
　ポン酢しょうゆ
　　…大さじ1½
　水…大さじ½
　砂糖、豆板醤
　　…各小さじ½

作り方　冷蔵3日/冷凍2週間

1 なすはヘタを落とし、ピーラーで皮をむいて水にさらし、水けをきる。

2 耐熱容器に鶏ささみを並べ、塩、こしょう、酒をふる。鶏肉の周囲に1を並べ、ふんわりとラップをして電子レンジで7分加熱する。

3 鶏肉を取り出し、なすは上下を返してラップをし、さらに3分加熱する。なすの粗熱がとれたら、4等分に手で裂く。鶏肉も食べやすく裂いて、合わせた**A**を回しかける。

放置レシピ　　冷蔵3日/冷凍2週間

みょうがの香りが絶妙

なすとみょうがの一本漬け

作り方＋材料（4人分）

1 なすは縦に3か所ほど切り目を入れる。みょうがは包丁の先で数か所穴をあける。

なす…4本（280g）
みょうが…4個

2 保存容器になす、みょうが、**A**を入れ、冷蔵庫で半日おいてなじませる。

A 水…100mℓ
　白だし…大さじ2
　昆布（5×5cm）…1枚
　赤唐辛子（種を除いて小口切り）
　　…½本分

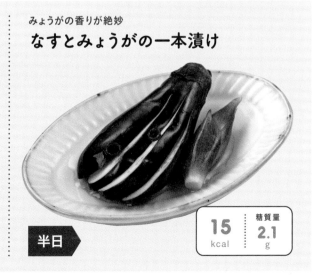

半日

| 15 kcal | 糖質量 2.1 g |

豆苗

（100gあたり）

27 kcal / 糖質量 **2.6** g

すきまおかず
豆苗のベーコン巻き

冷蔵 **2** 日 / 冷凍 ✕

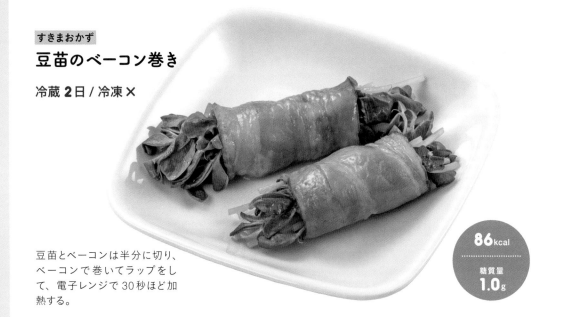

86 kcal

糖質量
1.0 g

豆苗とベーコンは半分に切り、
ベーコンで巻いてラップをし
て、電子レンジで 30 秒ほど加
熱する。

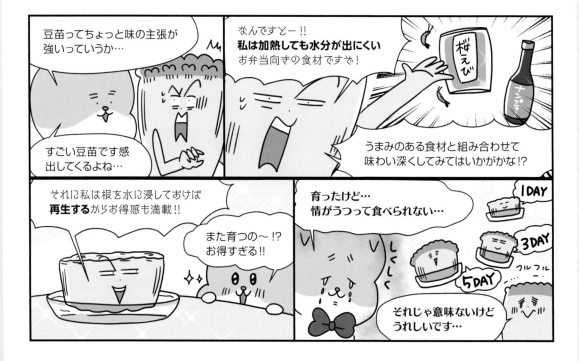

ちょっとタイ風の味つけも合う

豆苗と桜えびの ナンプラーあえ

10分

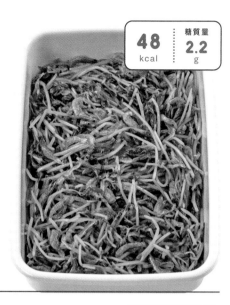

48 kcal ｜ 糖質量 2.2 g

材料（4人分）
豆苗…2パック（200g）
桜えび…20g
A ナンプラー…大さじ½
　　ごま油…小さじ2

作り方　冷蔵3日/冷凍1か月
1 豆苗は根元を落とし、3等分に切る。
2 耐熱容器に1を入れてふんわりとラップをして電子レンジで3分加熱して水けをきる。
3 ボウルに2、桜えび、Aを加えてよく混ぜ合わせる。

調理ポイント
加熱後はしっかりと水けをきることで、味がぼやけるのを防ぎ、保存性もアップ。

だしを効かせたシンプルな味わい

豆苗とえのきのおひたし

10分

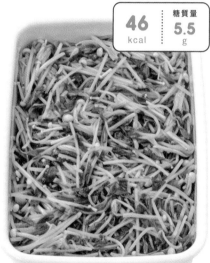

46 kcal ｜ 糖質量 5.5 g

材料（4人分）
豆苗…2パック（200g）
えのきだけ…2袋
A だし汁…100㎖
　　しょうゆ…大さじ1½
　　みりん…小さじ1
　　塩…少々

作り方　冷蔵3日/冷凍3週間
1 豆苗とえのきだけはキッチンばさみで根元を落とし、半分の長さに切る。
2 鍋で豆苗、えのきだけの順にゆで、ザルにあげて粗熱をとり、水けを絞る。
3 ボウルにAを合わせ、2を加えてからめる。

調理ポイント
熱いうちに調味料とからめ、味なじみをよく。

さっと加熱で食感を残して

豆苗のナムル

5分

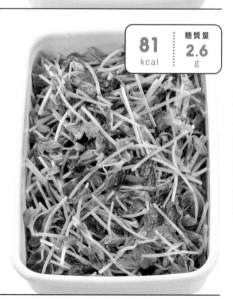

81 kcal ｜ 糖質量 2.6 g

材料（4人分）
豆苗…2パック（200g）
A にんにく（すりおろし）
　　　…2片分
　　ごま油…大さじ2
　　鶏がらスープの素（顆粒）
　　　…小さじ1
　　塩…ひとつまみ
　　こしょう…少々

作り方　冷蔵3日/冷凍✕
1 豆苗は根元を落として半分の長さに切る。
2 耐熱容器に1を入れ、ラップをして電子レンジで1分加熱する。
3 熱いうちにAを加えてあえる。

ほうれん草・小松菜

ほうれん草（100gあたり）

18 kcal / 糖質量 0.3 g

小松菜（100gあたり）

13 kcal / 糖質量 0.8 g

すきまおかず

ほうれん草ののり巻き

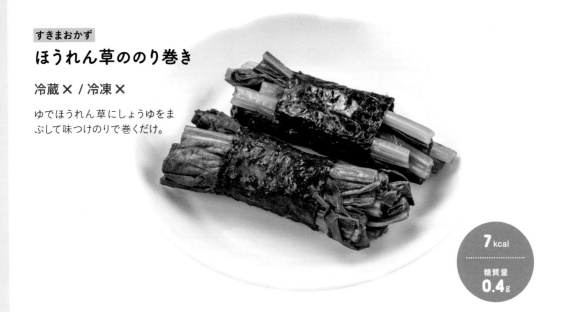

冷蔵✕ / 冷凍✕

ゆでほうれん草にしょうゆをまぶして味つけのりで巻くだけ。

7 kcal

糖質量 0.4 g

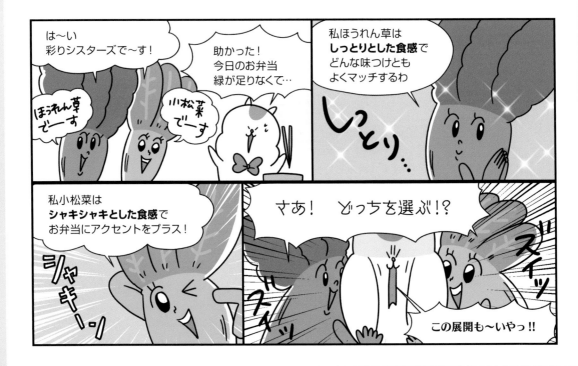

は〜い
彩りシスターズで〜す！

助かった！
今日のお弁当
緑が足りなくて…

ほうれん草でーす

小松菜でーす

私ほうれん草は
しっとりとした食感で
どんな味つけとも
よくマッチするわ

しっとり…

私小松菜は
シャキシャキとした食感で
お弁当にアクセントをプラス！

シャキーン

さあ！　どっちを選ぶ!?

ズイッ

ズイッ

この展開も〜いやっ!!

たんぱく質も補えるボリュームおかず

ほうれん草とかにかまの
ハムカップ

15分

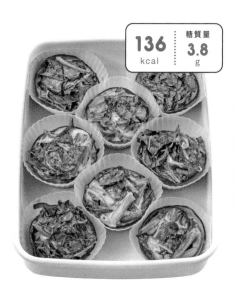

136 kcal ｜ 糖質量 **3.8** g

材料（4人分）
ほうれん草
　…大 ½ 束（100g）
かに風味かまぼこ…2本
ロースハム…8枚
A 溶き卵…4個分
　 粉チーズ…大さじ1
　 塩、こしょう…各少々

調理ポイント
弁当に詰めるときは、カップ
からはずすとよりかわいい。

作り方　冷蔵 **3日** / 冷凍 **2週間**
1 ほうれん草は根元を落として 3cm
　 長さに切り、かに風味かまぼこは
　 半分に切ってほぐす。ボウルに **A**
　 を混ぜ、ほうれん草、かに風味か
　 まぼこを加えて混ぜ合わせる。
2 ロースハムは切り目を入れてシリ
　 コンカップ8個に敷き、**1**を等分
　 に入れる。
3 天板に **2** を並べて、オーブントー
　 スターで 12分ほど加熱する。

たっぷりのバターで濃厚なコク

ほうれん草としめじの
バターソテー

10分

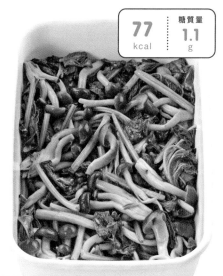

77 kcal ｜ 糖質量 **1.1** g

材料（4人分）
ほうれん草…2束（300g）
しめじ…1パック（100g）
バター…20g
塩…小さじ ¼
こしょう…少々

調理ポイント
糖質の低いバターの風味をい
かして、味つけはシンプルに。

作り方　冷蔵 **3日** / 冷凍 **1か月**
1 ほうれん草はキッチンばさみで
　 根元を落とし、4〜5cm長さに
　 切る。しめじはキッチンばさみ
　 で石づきを落としてほぐす。
2 フライパンにバターを中火で
　 溶かし、**1**を入れてふたをする。
　 ほうれん草がしんなりしたら、
　 塩、こしょうをふって炒め合わ
　 せる。

定番おかずもレンジですぐでき

ほうれん草のごまあえ

10分

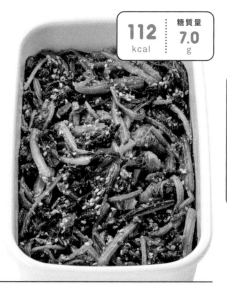

112 kcal ｜ 糖質量 **7.0** g

材料（4人分）
ほうれん草…2束（300g）
A 白すりごま…大さじ5
　 しょうゆ、砂糖…各大さじ2

調理ポイント
ほうれん草の茎と葉が交互に
なるようにおいてラップで包
むと、加熱ムラなく火が通る。

作り方　冷蔵 **3日** / 冷凍 **1か月**
1 ほうれん草はよく洗い、ぬれた
　 ままラップでぴったりと包み、
　 電子レンジで 2〜3分加熱す
　 る。取り出してさっと水にさらし
　 て水けを絞り、根元を落として
　 5cm長さに切る。
2 ボウルに **A** を混ぜ合わせ、**1** を
　 加えてあえる。

火を使わない

包丁使わない

食材ひとつ

サブおかず

目を引く彩りはお弁当に欠かせない

小松菜とパプリカの ゆずこしょうあえ

12分

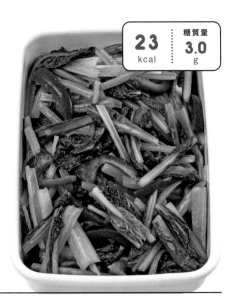

23 kcal ／ 糖質量 **3.0** g

材料（4人分）
小松菜 …2束（300g）
パプリカ（赤）… ½個
A しょうゆ、みりん
　…各小さじ2
　ゆずこしょう…小さじ1

作り方 冷蔵3日／冷凍2週間

1 小松菜は根元を落として4cm長さに切り、パプリカはヘタと種を除いて半分の長さの細切りにする。

2 耐熱容器に1を入れ、ふんわりとラップをして電子レンジで4～5分加熱し、水けをきる。

3 ボウルに**A**を混ぜ合わせ、2を加えてあえる。

リメイク
ゆでてほぐした鶏ささみを加えると、たんぱく質も補えるおかずに。

口の中がさっぱりする箸休め

小松菜の ツナマスタードサラダ

10分

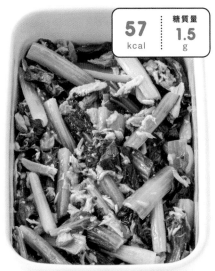

57 kcal ／ 糖質量 **1.5** g

材料（4人分）
小松菜…2束（300g）
ツナ缶（水煮）… 小1缶（70g）
A オリーブ油…大さじ1
　粒マスタード、レモン汁
　　…各小さじ2
　塩…小さじ⅓

作り方 冷蔵3日／冷凍1か月

1 小松菜は塩少々（分量外）を加えた熱湯でゆで、水にさらして水けを絞り、キッチンばさみで根元を落として4cm長さに切る。

2 ボウルに**A**を入れてよく混ぜ、1、缶汁をきったツナ缶を加えてあえる。

リメイク
溶き卵で包んで、ヘルシーオムレツに。

シャキシャキとした食感を残して

小松菜のナムル

5分

46 kcal ／ 糖質量 **1.2** g

材料（4人分）
小松菜…2束（300g）
A にんにく（すりおろし）
　… ½片分
　ごま油…小さじ2
　鶏がらスープの素（顆粒）
　　…小さじ½
　塩…適量
白いりごま…大さじ1

作り方 冷蔵3日／冷凍3週間

1 小松菜はよく洗い、ぬれたままラップでぴったりと包み、電子レンジで3分加熱する。取り出してさっと水にさらして水けを絞り、根元を落として4cm長さに切る。

2 ボウルに**A**を混ぜ合わせ、1、白いりごまを加えてあえる。

リメイク
にんじん、もやしのナムルとともに、ビビンバの具材に。

火を使わない

包丁使わない

食材ひとつ

オリーブ油の香りがふわっと広がる

小松菜ともやしのマリネ

12分

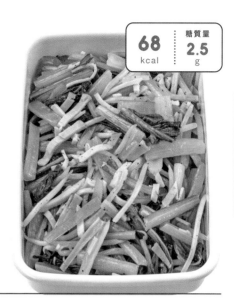

68 kcal	糖質量 2.5 g

材料（4人分）
小松菜…2束（300g）
もやし…½袋（100g）
ロースハム…4枚
A 酢、オリーブ油…各大さじ1
　砂糖…小さじ1
　塩…小さじ¼
　粗びき黒こしょう…少々

作り方　冷蔵3日／冷凍✕

1 小松菜は根元を落として4cm長さに切り、ロースハムは半分に切ってから細切りにする。

2 耐熱容器に小松菜ともやしを広げ、ふんわりとラップをして電子レンジで4～5分加熱し、水けをきる。

3 ボウルに**A**を混ぜ合わせ、ハム、**2**を加えてあえる。

リメイク
冷やし中華のトッピングにも。

たらことかつお節で風味豊かに

小松菜のたらこあえ

10分

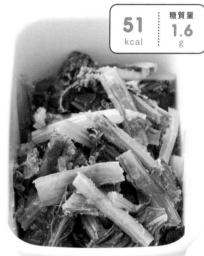

51 kcal	糖質量 1.6 g

材料（4人分）
小松菜…2束（300g）
たらこ…小1腹（50g）
A ごま油…小さじ2
　しょうゆ…大さじ½
　塩…少々
　かつお節…5g

作り方　冷蔵3日／冷凍1か月

1 小松菜はよく洗い、ぬれたままラップでぴったりと包み、電子レンジで3分加熱する。水にさらして水けを絞り、キッチンばさみで根元を落として4cm長さに切る。

2 ボウルに薄皮を除いたたらこ、**A**を入れて混ぜ合わせ、**1**を加えてあえる。

放置レシピ　冷蔵**3**日／冷凍**2**週間

昆布の上品なうまみが味わい深い

小松菜の昆布漬け

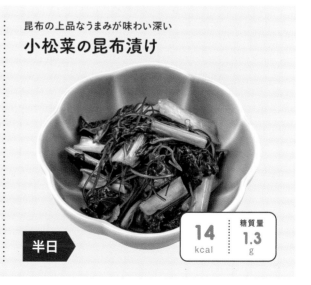

作り方＋材料（4人分）

1 小松菜は根元を落として2cm長さに切り、塩をもみ込んで水けを絞る。

小松菜…2束（300g）
塩…小さじ1

2 保存袋に**1**、**A**を入れて軽くもみ、冷蔵庫で半日おいて味をなじませる。

A 刻み昆布（乾燥）…5g
　酢…大さじ2
　砂糖…小さじ1

半日

14 kcal	糖質量 1.3 g

きゅうり

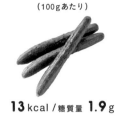

（100gあたり）

13kcal / 糖質量 **1.9**g

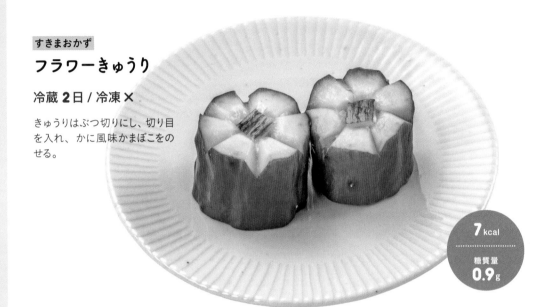

すきまおかず

フラワーきゅうり

冷蔵 **2**日 / 冷凍 ✕

きゅうりはぶつ切りにし、切り目を入れ、かに風味かまぼこをのせる。

7kcal

糖質量 **0.9**g

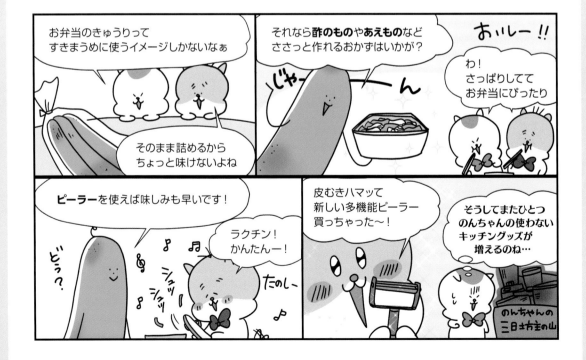

お弁当のきゅうりって
すきまうめに使うイメージしかないなぁ

そのまま詰めるから
ちょっと味けないよね

それなら**酢のもの**や**あえもの**など
ささっと作れるおかずはいかが？

おいしー！！

じゃーん

わ！
さっぱりしてて
お弁当にぴったり

ピーラーを使えば味しみも早いです！

どうっ？

ラクチン！
かんたんー！

たのし〜

皮むきハマって
新しい多機能ピーラー
買っちゃった〜！

そうしてまたひとつ
のんちゃんの使わない
キッチングッズが
増えるのね…

のんちゃんの
二日坊主の山

118

抗菌作用のある梅干しはお弁当に重宝

きゅうりの梅おかかあえ

10分

| 18 kcal | 糖質量 2.5 g |

材料（4人分）
きゅうり…4本 (400g)
梅干し…1個
A かつお節…2g
　しょうゆ…小さじ2

作り方 冷蔵3日 / 冷凍×
1 きゅうりは乱切りにする。
2 梅干しは種を除いて包丁でたたく。
3 ボウルに1、2、Aを入れてよくあえる。

調理ポイント
使用する梅干しの塩けに応じて、Aのしょうゆを調整して。

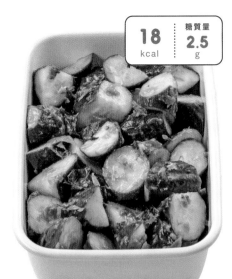

 火を使わない

切り方を変えればメニューのバリエーション増

ひらひらきゅうりとしらすの酢のもの

5分

| 30 kcal | 糖質量 4.4 g |

材料（4人分）
きゅうり…3本 (300g)
しらす干し…40g
A 酢…大さじ3
　砂糖…大さじ1
　塩…小さじ⅓

作り方 冷蔵3日 / 冷凍×
1 きゅうりはピーラーで食べやすい長さの薄切りにする。
2 ボウルに1、しらす干し、Aを入れてあえる。

調理ポイント
きゅうりはピーラーで斜めに薄切りにすると、食べやすい長さに。

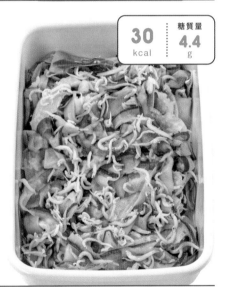

包丁使わない

切り口から調味液がよくしみる

ピリ辛たたききゅうり

3分

| 35 kcal | 糖質量 1.7 g |

材料（4人分）
きゅうり…3本 (300g)
A ごま油…大さじ½
　鶏がらスープの素（顆粒）、
　　ラー油…各小さじ1
白いりごま…適量

作り方 冷蔵3日 / 冷凍×
1 保存袋にきゅうりを入れ、めん棒でたたいて食べやすい大きさに手で裂く。
2 保存袋に1、Aを入れてよくもみ込み、白いりごまを加える。

リメイク
春雨や切り干し大根を加えて中華サラダ風に。

食材ひとつ

もやし

（100gあたり）

15kcal / 糖質量 **1.8**g

すきまおかず

もやし巻き

冷蔵 **2**日 / 冷凍 ×

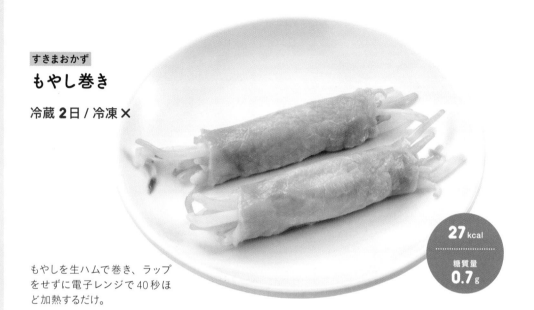

27kcal

糖質量 **0.7**g

もやしを生ハムで巻き、ラップをせずに電子レンジで40秒ほど加熱するだけ。

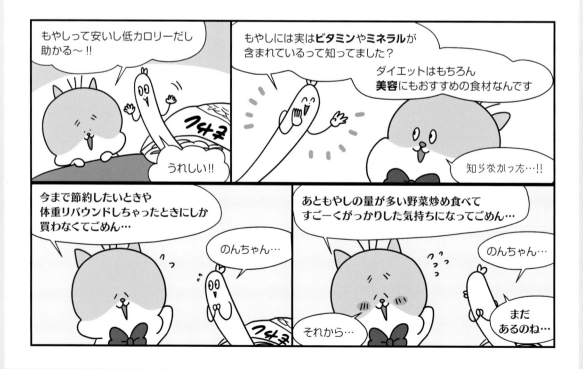

シャキシャキ、カリカリの食感が楽しい

もやしとベーコンのサラダ

10分

82 kcal ｜ 糖質量 4.5 g

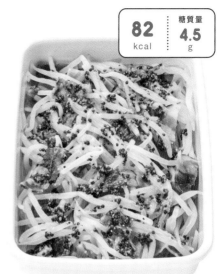

材料（4人分）
もやし…2袋（400g）
ベーコン…3枚
A 粒マスタード…大さじ1
 ┊ 砂糖、酢…各小さじ2
 ┊ 粗びき黒こしょう…適量

作り方 冷蔵3日 / 冷凍✕

1 もやしは洗って水けをきり、耐熱容器に入れてふんわりとラップをする。電子レンジで5分加熱したら、ザルにあげて水けをきる。

2 ベーコンは2cm幅に切り、ペーパータオルで包む。耐熱容器にのせて、ラップをせずに2分加熱する。

3 ボウルにAを混ぜ合わせ、1、2を加えてあえる。

調理ポイント
ベーコンはペーパータオルで包んで電子レンジで加熱すると、カリカリ食感に。

クセになるのにコスパ最強

もやしと豆苗の
さっぱりしそ炒め

8分

55 kcal ｜ 糖質量 3.6 g

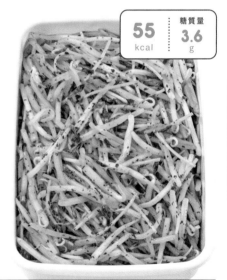

材料（4人分）
もやし…2袋（400g）
豆苗…大1パック
ごま油…大さじ1
A 赤じそ風味ふりかけ、
 ┊ ポン酢しょうゆ
 ┊ …各大さじ1

作り方 冷蔵3日 / 冷凍✕

1 豆苗はキッチンばさみで根元を落とし、3等分に切る。

2 フライパンにごま油を中火で熱し、もやし、1を入れて炒め、Aを加えて炒め合わせる。

リメイク
だし汁を加えてさっぱりお吸いもの風に。

ごはんとの相性がよい辛みそおかず

もやしの辛みそあえ

5分

40 kcal ｜ 糖質量 5.4 g

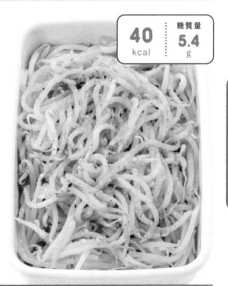

材料（4人分）
もやし…2袋（400g）
A みそ…大さじ2
 ┊ しょうゆ…大さじ½
 ┊ 砂糖…小さじ2
 ┊ 七味唐辛子…小さじ½

作り方 冷蔵3日 / 冷凍✕

1 もやしは熱湯でさっとゆで、ザルにあげて水けをよくきる。

2 ボウルにAを入れて混ぜ合わせ、1を加えてあえる。

リメイク
刻んで肉だねに混ぜて、ピリ辛もやしハンバーグに。

大根

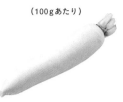

（100gあたり）

15 kcal / 糖質量 **2.8** g

すきまおかず

コロコロ大根ピック

冷蔵 **2** 日 / 冷凍 ✕

大根とかに風味かまぼこをピックで交互に刺すだけ。

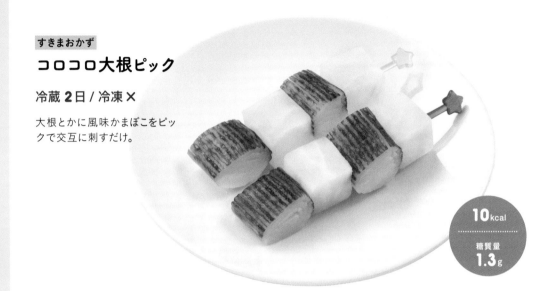

10 kcal

糖質量 **1.3** g

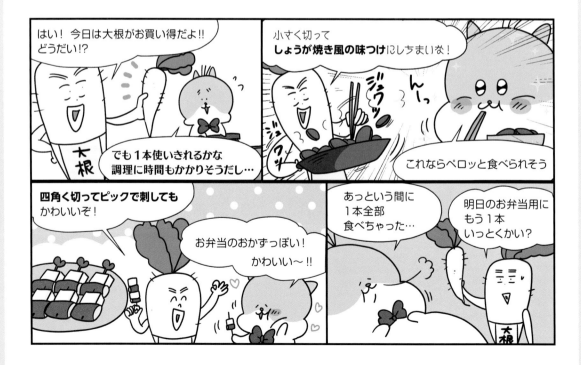

はい！ 今日は大根がお買い得だよ!! どうだい!?

でも1本使いきれるかな 調理に時間もかかりそうだし…

小さく切って **しょうが焼き風の味つけにしちまいな！**

これならペロッと食べられそう

四角く切ってピックで刺しても かわいいぞ！

お弁当のおかずっぽい！ かわいい〜!!

あっという間に 1本全部 食べちゃった…

明日のお弁当用に もう1本 いっとくかい？

すっぱさと辛さが後を引く

大根の梅わさびあえ

8分

材料（4人分）

大根…300g
にんじん…½本
A 練り梅、めんつゆ
　（3倍濃縮）、水
　　…各大さじ1
　練りわさび…小さじ½

作り方　冷蔵3日／冷凍1か月

1 大根、にんじんは皮をむいて拍子木切りにし、耐熱容器に入れ、ふんわりとラップをして電子レンジで3〜4分加熱する。水にさらして粗熱をとり、水けをきる。

2 ボウルにAを混ぜ合わせ、1を加えてあえる。

調理ポイント

練り梅とわさびを先に混ぜ、めんつゆと水を少しずつ加えてよく混ぜると、味が均一に。

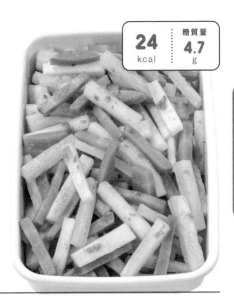

24 kcal ｜ 糖質量 4.7 g

火を使わない

焼き目がおいしいもちカリ食感

大根もち

15分

材料（4人分）

大根…500g
小ねぎ…2本
A 片栗粉…大さじ4
　しょうゆ、鶏がらスープ
　　の素（顆粒）
　　…各小さじ1
ごま油…大さじ1

作り方　冷蔵3日／冷凍1か月

1 大根はピーラーで皮をむいてすりおろし、かさが半量になるまで水けを絞る。小ねぎはキッチンばさみで3cm長さに切る。

2 ボウルに1とAを入れて混ぜ合わせ、8等分にして平らに丸める。

3 フライパンにごま油を中火で熱し、2を5分ほど両面こんがりと焼く。

調理ポイント

大根おろしの水けをしっかりきるとべちゃっとせず、焼きやすい。

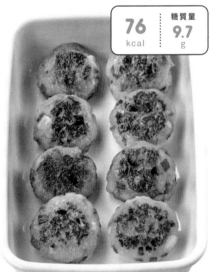

76 kcal ｜ 糖質量 9.7 g

包丁使わない

しょうがじょうゆで大量にいけちゃう

大根のしょうが焼き

12分

材料（4人分）

大根…300g
大根の葉…少々
サラダ油…小さじ4
A 酒…大さじ2
　しょうゆ…小さじ4
　砂糖、みりん、しょうがの
　　絞り汁…各小さじ2

作り方　冷蔵3日／冷凍1か月

1 大根は皮をむき、1.5cm角に切る。大根の葉は塩少々（分量外）を加えた熱湯でゆで、みじん切りにする。

2 フライパンにサラダ油を中火で熱し、1の大根を焼き目がつくまで炒める。

3 Aを加えて混ぜながら汁けがなくなるまで炒め、1の大根の葉を散らす。

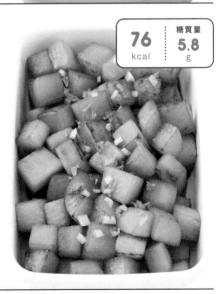

76 kcal ｜ 糖質量 5.8 g

食材ひとつ

セロリ

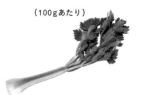

（100gあたり）

12kcal / 糖質量 **1.3**g

セロリのマヨネーズ焼き

冷蔵 **2**日 / 冷凍 ✕

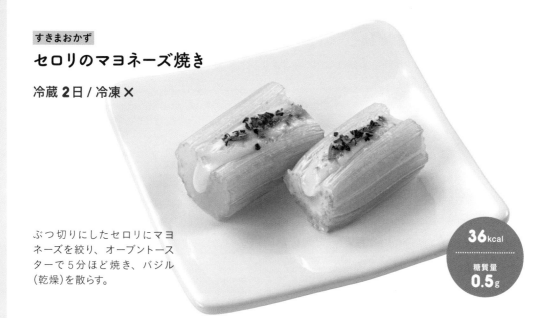

ぶつ切りにしたセロリにマヨ
ネーズを絞り、オーブントース
ターで5分ほど焼き、バジル
（乾燥）を散らす。

36kcal

糖質量
0.5g

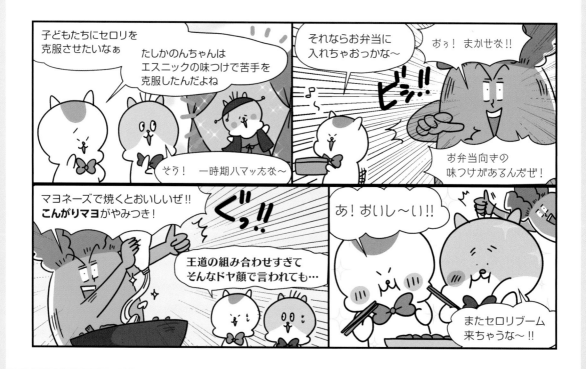

子どもたちにセロリを
克服させたいなぁ

たしかのんちゃんは
エスニックの味つけで苦手を
克服したんだよね

そう！　一時期ハマッたな〜

それならお弁当に
入れちゃおっかな〜

おぅ！ まかせな‼

ビシ‼

お弁当向きの
味つけがあるんだぜ！

マヨネーズで焼くとおいしいぜ‼
こんがりマヨがやみつき！

ぐっ‼

王道の組み合わせすぎて
そんなドヤ顔で言われても…

あ！ おいし〜い‼

またセロリブーム
来ちゃうな〜‼

シンプルで飽きのこない味わい

セロリとじゃこのあえもの

8分

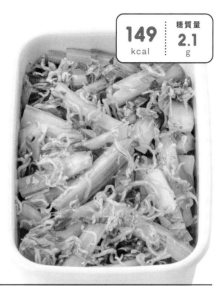

149 kcal	糖質量 2.1 g

材料（4人分）
セロリ（葉つきのもの）
…4本（400g）
ちりめんじゃこ…40g
塩…小さじ1
ごま油…大さじ4

作り方　冷蔵3日 / 冷凍1か月
1 セロリはすじを除き、5cm長さに切って短冊切りにし、塩をふって5分ほどおき、軽く水けを絞る。葉は刻む。
2 ボウルに1、ちりめんじゃこ、ごま油を加えてあえる。

リメイク
鶏がらスープで煮てかき玉にして、中華スープに。

シャリッとした歯ざわりが軽やか

セロリとベーコンの塩こうじ炒め

8分

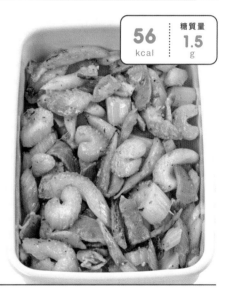

56 kcal	糖質量 1.5 g

材料（4人分）
セロリ（茎）…3本（300g）
ベーコン…2枚
塩こうじ…小さじ1
オリーブ油…大さじ½

作り方　冷蔵3日 / 冷凍1か月
1 セロリはピーラーですじを除いてからキッチンばさみで斜めに切る。ベーコンはキッチンばさみで短冊切りにする。
2 フライパンにオリーブ油を中火で熱し、1を入れてセロリがしんなりするまで炒める。余分な油をふき、塩こうじを加えて炒め合わせる。

やせテク
ベーコンからしみ出た余分な油をふき取ることでカロリーオフ。

ひと味違うアジアン風

セロリのあっさりあえ

5分

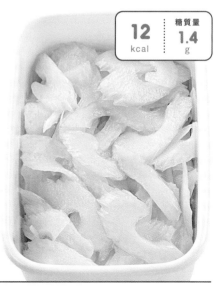

12 kcal	糖質量 1.4 g

材料（4人分）
セロリ（茎）…2本（200g）
A レモン汁、ナンプラー
　…各大さじ2
　砂糖…小さじ½

作り方　冷蔵3日 / 冷凍1か月
1 セロリはすじを除き、斜め薄切りにする。
2 ボウルにAを入れ、砂糖が溶けるまでよく混ぜる。
3 2に1を加えて混ぜ合わせる。

リメイク
ハムやサラダチキンとともに、サンドイッチの具材に。

火を使わない

包丁使わない

食材ひとつ

白菜

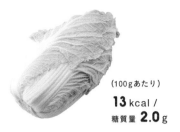

（100gあたり）
13 kcal /
糖質量 **2.0** g

すきまおかず

白菜のギョニソロール

冷蔵 **2**日 / 冷凍×

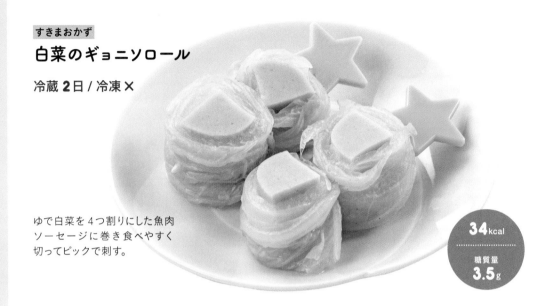

ゆで白菜を4つ割りにした魚肉
ソーセージに巻き食べやすく
切ってピックで刺す。

34 kcal

糖質量
3.5 g

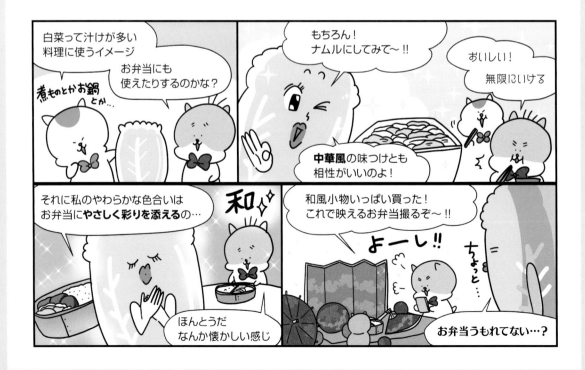

白菜って汁けが多い
料理に使うイメージ

煮ものとかお鍋
とか…

お弁当にも
使えたりするのかな？

もちろん！
ナムルにしてみて〜!!

おいしい！
無限にいける

中華風の味つけとも
相性がいいのよ！

それに私のやわらかな色合いは
お弁当に**やさしく彩りを添える**の…

和

ほんとうだ
なんか懐かしい感じ

和風小物いっぱい買った！
これで映えるお弁当撮るぞ〜!!

よーし!!

ちょっと…

お弁当もれてない…？

鶏のうまみが白菜によくしみる

白菜と鶏ひき肉のだしあえ

10分

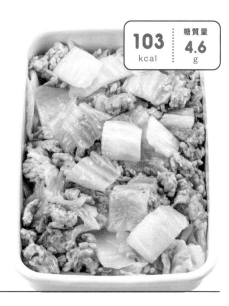

| 103 kcal | 糖質量 4.6 g |

材料（4人分）

白菜…400g
鶏ひき肉…200g
A 鶏がらスープの素（顆粒）
　…小さじ2〜3
　おろししょうが、白だし
　…各小さじ1

作り方　冷蔵3日 / 冷凍1か月

1 白菜は2cm幅のざく切りにして耐熱容器に広げ、鶏ひき肉をのせてふんわりとラップをして電子レンジで6分加熱する。

2 1の水けをきり、合わせたAを加えてあえる。

火を使わない

調理ポイント

熱いうちにAをあえて味なじみをよく。

塩けの効いたごはんのおとも

白菜とツナのナムル

8分

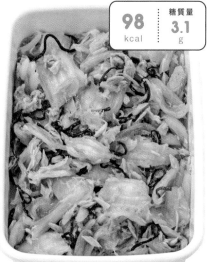

| 98 kcal | 糖質量 3.1 g |

材料（4人分）

白菜…300g
塩…小さじ1/2
ツナ缶（水煮）
　…小2缶（140g）
A 塩昆布…5g
　ごま油…大さじ2
　塩、こしょう…各少々

作り方　冷蔵3日 / 冷凍✕

1 白菜は手で食べやすい大きさにちぎり、塩でもんで少しおき、水けを絞る。

2 ボウルに1、缶汁をきったツナ缶、Aを入れてあえる。

包丁使わない

やせテク

ツナ缶は水煮を使ってカロリーオフ。

おいしくカンタンに大量消費できる

白菜のごまあえ

10分

| 92 kcal | 糖質量 2.8 g |

材料（4人分）

白菜…400g
A かつお節…3g
　白すりごま、マヨネーズ
　…各大さじ2
　めんつゆ（3倍濃縮）
　…大さじ1

作り方　冷蔵3日 / 冷凍✕

1 白菜は2cm幅の短冊切りにする。

2 鍋に湯を沸かし、1をしんなりするまでゆで、冷水にさらして水けを絞る。

3 ボウルに2、Aを入れてあえる。

食材ひとつ

調理ポイント

白菜の水けをしっかり絞ってから味つけして。

玉ねぎ

（100gあたり）
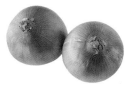

33 kcal / 糖質量 **6.9** g

すきまおかず
玉ねぎチーズ串

冷蔵 **2**日 / 冷凍✕

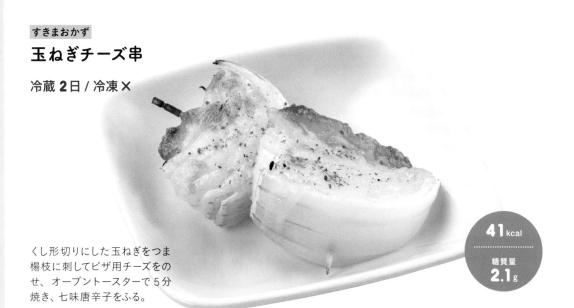

くし形切りにした玉ねぎをつま楊枝に刺してピザ用チーズをのせ、オーブントースターで5分焼き、七味唐辛子をふる。

41 kcal

糖質量 **2.1** g

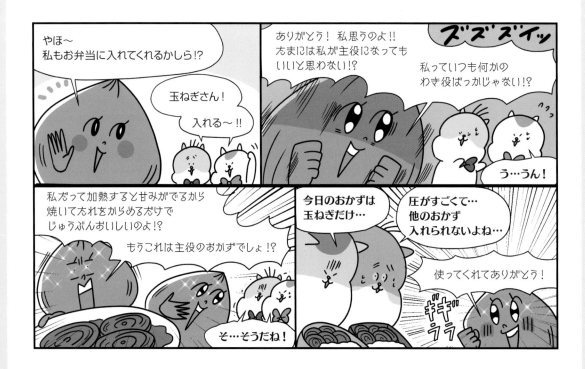

辛子明太子が玉ねぎによくからむ

玉ねぎの明太子あえ

10分

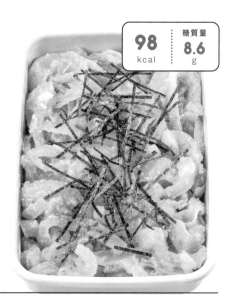

| 98 kcal | 糖質量 8.6 g |

材料（4人分）
玉ねぎ…2個（400g）
辛子明太子…小2腹（100g）
バター…20g
刻みのり…適量

作り方　冷蔵3日 / 冷凍2週間
1　玉ねぎは繊維を断つように1cm幅の半月切りにする。耐熱容器に入れてふんわりとラップをし、電子レンジで5分加熱して水けをきる。

2　1に薄皮を除いてほぐした辛子明太子を加えてあえ、ふんわりとラップをしてさらに20秒加熱する。

3　2にバターを加えて混ぜ、刻みのりを散らす。

リメイク
しらたきとあえて低カロリー明太子パスタ風に。

薄切りのクタクタ感がイイ

玉ねぎとウインナーのソテー

10分

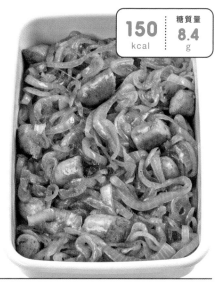

| 150 kcal | 糖質量 8.4 g |

材料（4人分）
玉ねぎ…2個（400g）
ウインナーソーセージ…6本
オリーブ油…大さじ½
A しょうゆ…大さじ2
　塩、こしょう…少々

作り方　冷蔵3日 / 冷凍1か月
1　玉ねぎはスライサーで薄切りにする。ウインナーソーセージはキッチンばさみで1cm幅のぶつ切りにする。

2　フライパンにオリーブ油を中火で熱し、1を5〜6分炒め、Aを加えて炒め合わせる。

リメイク
シリコンカップに入れて、チーズをのせて焼いても。

しっかり焼いた甘みがグッド

玉ねぎのたれ焼き

10分

| 73 kcal | 糖質量 11.0 g |

材料（4人分）
玉ねぎ…2個（400g）
サラダ油…小さじ2
焼き肉のたれ（市販）
　…大さじ3

作り方　冷蔵3日 / 冷凍1か月
1　玉ねぎは1.5〜2cm幅の輪切りにする。

2　フライパンにサラダ油を中火で熱し、1を8分ほど両面こんがりと焼き、焼き肉のたれを加えてからめる。

調理ポイント
玉ねぎはあまり動かさず、じっくり焼き色をつける。

長ねぎ

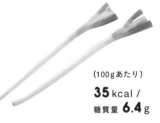

（100gあたり）
35 kcal /
糖質量 **6.4** g

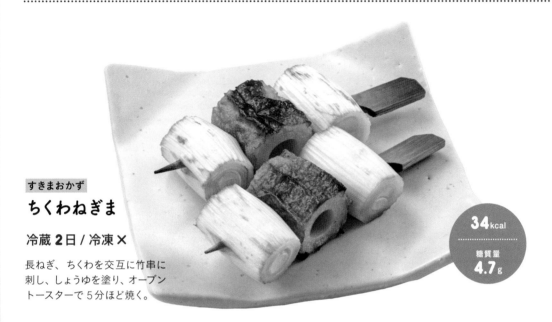

すきまおかず

ちくわねぎま

冷蔵 **2日** / 冷凍 ✕

長ねぎ、ちくわを交互に竹串に
刺し、しょうゆを塗り、オーブン
トースターで5分ほど焼く。

34 kcal

糖質量
4.7 g

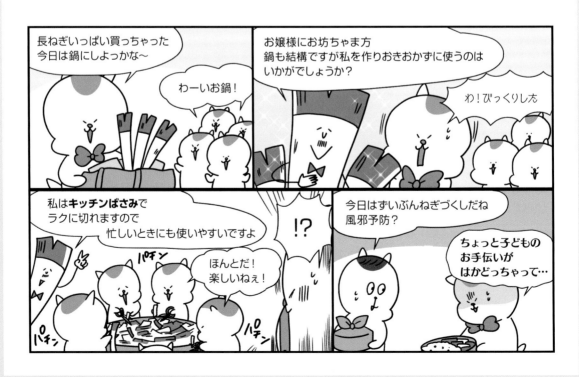

おいしすぎて大量に食べちゃう

無限長ねぎ

5分

88 kcal	糖質量 4.0 g

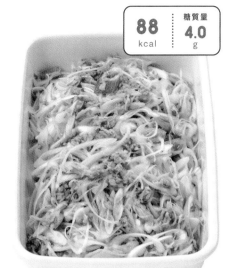

材料（4人分）
長ねぎ…2本（200g）
ツナ缶（水煮）…小1缶（70g）
A 白いりごま…大さじ2
　ごま油…大さじ1
　鶏がらスープの素（顆粒）
　　…小さじ2
　おろしにんにく…小さじ1

作り方　冷蔵3日／冷凍1か月
1 長ねぎは斜め薄切りにする。
2 耐熱容器に缶汁をきったツナ缶、Aを入れて混ぜ合わせ、1を加えてあえる。ふんわりとラップをして、電子レンジで1分30秒加熱する。

リメイク
絹ごし豆腐にのせて、中華風冷奴に。

たれがよくからまるほどウマイ

ねぎと鶏肉の甘辛炒め

10分

88 kcal	糖質量 7.7 g

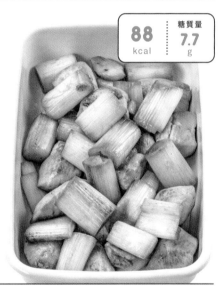

材料（4人分）
長ねぎ…2本（200g）
鶏ささみ…4本
サラダ油…小さじ2
A しょうゆ…大さじ2
　みりん…大さじ1
　砂糖…小さじ1

作り方　冷蔵3日／冷凍1か月
1 長ねぎはキッチンばさみで3cm長さに切り、鶏ささみはすじを除いてキッチンばさみでひと口大に切る。
2 フライパンにサラダ油を中火で熱し、1を3〜4分炒め、Aを加えてからめる。

やせテク
たっぷりの長ねぎと鶏ささみでヘルシー焼き鳥に。

かつお節で香りと味わいをプラス

長ねぎのおかか炒め

8分

53 kcal	糖質量 4.0 g

材料（4人分）
長ねぎ…2本（200g）
サラダ油…大さじ1
A かつお節…5g
　めんつゆ（3倍濃縮）
　　…大さじ2

作り方　冷蔵3日／冷凍2週間
1 長ねぎは斜め薄切りにする。
2 フライパンにサラダ油を中火で熱し、1を2分炒めてこんがり焼き色がついたら、Aを加えて炒め合わせる。

リメイク
ごはんに混ぜておにぎりに。

火を使わない

包丁使わない

食材ひとつ

1品満足 糖質ひかえめ ヘルシーごはん・麺

ピリリとしたこしょうの刺激がアクセント

ブロッコリーごはんの 肉巻きおにぎり

15分

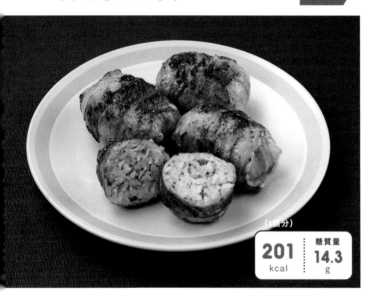

（1個分）

| **201** kcal | 糖質量 **14.3** g |

材料（4個分）

温かいごはん…150g
豚バラ薄切り肉（しゃぶしゃぶ用）…120g
ブロッコリー…⅓株
A ピザ用チーズ…25g
┊ 塩、こしょう…各少々
ごま油…小さじ2
塩、粗びき黒こしょう…各少々

作り方　冷蔵3日/冷凍2週間

1 ブロッコリーは小房に分けて耐熱容器に入れ、水小さじ1（分量外）をふり、ふんわりとラップをして電子レンジで1分30秒加熱する。粗熱がとれたら粗く刻む。

2 ボウルにごはん、1、Aを混ぜて4等分の俵形にし、豚バラ薄切り肉をそれぞれ全面に巻きつける。

3 フライパンにごま油を中火で熱し、2を転がしながら焼き、塩、粗びき黒こしょうをふる。

やせテク

豚肉とブロッコリー、チーズでたんぱく質が
しっかりとれる糖質オフおにぎりに。

材料（作りやすい分量）

米…1合
カリフラワー…大½株
シーフードミックス（冷凍）、
　　ミックスベジタブル（冷凍）…各100g
A カレー粉…大さじ1
┊ コンソメスープの素（顆粒）…小さじ2
B カレー粉…大さじ½
┊ オリーブ油…小さじ2
┊ 塩…ひとつまみ

作り方　冷蔵3日/冷凍2週間

1 米は洗って水けをきり、炊飯器の内釜に入れてAを加え、1合の目盛りまで水を加える。

2 シーフードミックス、ミックスベジタブルは解凍して1に加え、普通に炊飯する。

3 カリフラワーは小房に分けて耐熱容器に入れ、ふんわりとラップをして電子レンジで1分30秒加熱する。粗熱がとれたらみじん切りにする。

4 3を耐熱容器に入れてBを加えて混ぜ、ラップをせずに1分30秒加熱し、炊きあがった2に加えて混ぜ合わせる。

淡白な味わいのカリフラワーでかさ増し

カリフラワー入り カレーピラフ

10分

（炊飯する時間を除く）

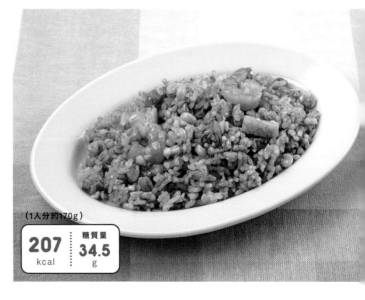

（1人分約170g）

| **207** kcal | 糖質量 **34.5** g |

かさ増し食材でカロリーをおさえた、ダイエット弁当向きの主食を紹介します。
この一品だけで満足できちゃいそう。

きのこたっぷりで食べごたえ十分

きのこと鮭の炊きこみごはん

10分
（炊飯する時間を除く）

材料（作りやすい分量）
米…1合
甘塩鮭…小1切れ
まいたけ、しめじ…各60g
酒…小さじ2
A 酒…大さじ1
　 しょうゆ…小さじ2
　 和風だしの素（顆粒）…小さじ¼
バター…10g

作り方 冷蔵3日／冷凍2週間

1 甘塩鮭は酒をふって5分おき、水けをペーパータオルでふく。きのこは石づきを落として小房に分ける。

2 米は洗って水けをきり、炊飯器の内釜に入れてAを加える。1合の目盛りの少し下まで水を加え、1をのせて普通に炊飯する。

3 炊きあがったら鮭の皮と骨を取り除き、バターを加えて混ぜ合わせる。

やせテク
食物繊維やたんぱく質がとれる食材を加え、バランスのよい主食に。

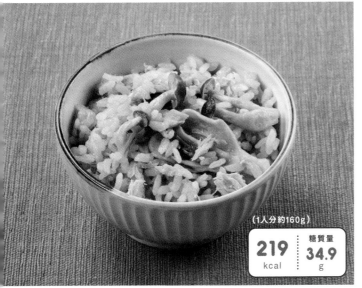

（1人分約160g）

219 kcal ｜ 糖質量 **34.9** g

材料（作りやすい分量）
米…1合
ゆでだこ…100g
しらたき（アク抜き不要のもの）…75g
しょうが…½片
A 酒…大さじ1
　 塩…少々
B しょうゆ、酒…各大さじ1
　 みりん…小さじ1
　 和風だしの素（顆粒）…小さじ½

作り方 冷蔵3日／冷凍2週間

1 耐熱容器にしらたきを入れ、ラップをせずに電子レンジで2分加熱し、水けをきって細かく刻む。

2 ゆでだこは1.5cm角に切り、Aをもみ込んで洗い流す。しょうがはせん切りにする。

3 米は洗って水けをきり、炊飯器の内釜に入れてBを加える。水を1合の目盛りの少し下まで加えて軽く混ぜ、1、2をのせて普通に炊飯する。

たこの弾力でかむ回数が増え、
満足感アップ

しらたきたこめし

10分
（炊飯する時間を除く）

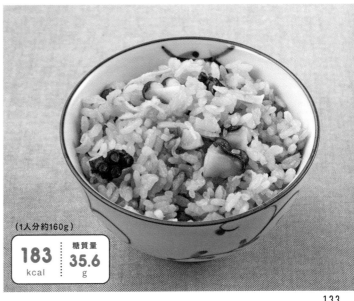

（1人分約160g）

183 kcal ｜ 糖質量 **35.6** g

豆腐がおこげのような食感に
豆腐入りかやくごはん

10分
（炊飯する時間を除く）

材料（作りやすい分量）
米…1合
絹ごし豆腐… ½丁（150g）
にんじん…30g
油揚げ…1枚
芽ひじき（乾燥）…2g
A 水…100ml
　 めんつゆ（3倍濃縮）…大さじ 1½
B 鶏ひき肉…60g
　 しょうゆ、おろししょうが
　　…各小さじ 1

作り方　冷蔵 3日 / 冷凍 2週間

1 炊飯器の内釜に絹ごし豆腐を入れ、泡立て器で粒状になるまできるようにして混ぜ、芽ひじきを加えて混ぜる。

2 米は洗って水けをきり、1 に A とともに加えて軽く混ぜる。

3 にんじんは皮をむいて細切り、油揚げは短冊切りにして 2 に加える。混ぜ合わせた B をのせ、普通に炊飯する。

調理ポイント
豆腐の水分を米に吸収させるので、A は目盛りよりも少し少ない量に。

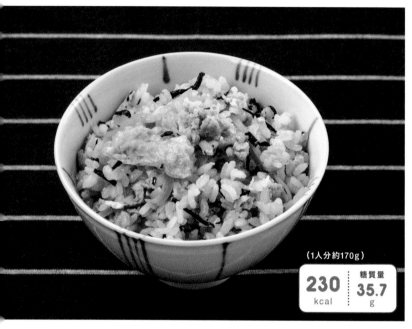

（1人分約170g）
230 kcal ｜ 糖質量 **35.7** g

材料（2個分）
温かいごはん…180g
枝豆（冷凍・さやつき）…100g
鮭フレーク（市販）…25g
白いりごま…小さじ 2

作り方　冷蔵 3日 / 冷凍 2週間

1 耐熱容器に枝豆を入れ、ラップをせずに電子レンジで 3分加熱し、粗熱がとれたらさやから取り出す。

2 ボウルにすべての材料を入れて混ぜ合わせ、半量ずつラップで包んで形を整える。

リメイク
炒り卵とすし酢を加えればちらし寿司風に。

かわいらしい色合いはお弁当にぴったり
枝豆と鮭フレークのおにぎり

6分

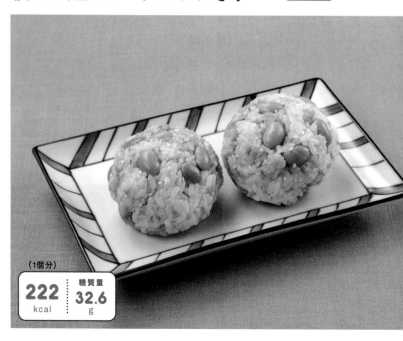

（1個分）
222 kcal ｜ 糖質量 **32.6** g

香ばしさがたまらない！

もち麦チーズの焼きおにぎり

10分

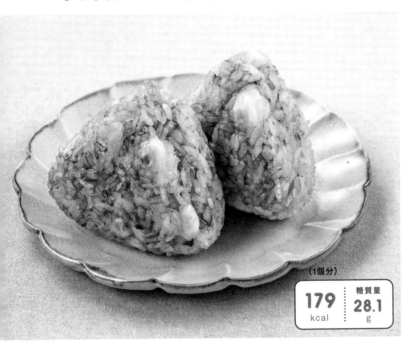

（1個分）

| **179** kcal | 糖質量 **28.1** g |

材料（2個分）

温かいもち麦ごはん…200g
プロセスチーズ…2個
A かつお節…2g
　　しょうゆ…小さじ1
しょうゆ…小さじ½

作り方　冷蔵3日 / 冷凍2週間

1　プロセスチーズは5mm角に切る。ボウルにもち麦ごはん、チーズ、**A** を入れて混ぜ、半量ずつラップで包み、かためににぎる。

2　天板に軽くくしゃっとさせたアルミホイルを広げて敷き、**1** を並べる。途中表面にしょうゆを2回に分けて塗りながら、オーブントースターで4〜5分焼く。

やせテク

もち麦ごはんにチーズをプラスして、ヘルシーながらも腹持ちのよいおにぎりに。

10分

ダイエット中に気になる食物繊維もとれる

オートミールのねぎ塩豚チャーハン

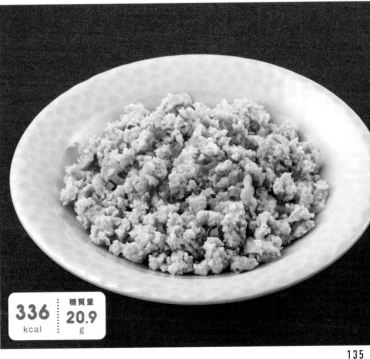

材料（2人分）

オートミール、豚バラ薄切り肉…各60g
絹ごし豆腐…½丁（150g）
溶き卵…1個分
A 鶏がらスープの素（顆粒）…大さじ½
　　おろしにんにく…小さじ½
塩、こしょう…各少々
ごま油…大さじ½
小ねぎ（小口切り）…2本分
白いりごま…小さじ2

作り方　冷蔵3日 / 冷凍2週間

1　耐熱容器に絹ごし豆腐を入れ、泡立て器で粒状になるまできるようにして混ぜる。オートミール、溶き卵、**A** を加えて混ぜ合わせ、ふんわりとラップをして電子レンジで1分30秒加熱する。

2　**1** を混ぜて広げ、1cm幅に切った豚バラ薄切り肉をのせ、塩、こしょうをふる。ごま油を回しかけ、ふんわりとラップをして2分加熱する。

3　**2** に小ねぎ、白いりごまを加えて混ぜ、ふんわりとラップをして2分加熱する。

| **336** kcal | 糖質量 **20.9** g |

えのきのとろみでくっつきにくい

きのことさば缶の和風パスタ

10分

材料（2人分）

スパゲッティ…80g
えのきだけ…1袋（200g）
さば缶（水煮）…1缶（190g）
オリーブ油…大さじ1
赤唐辛子（種を除いて小口切り）…1本分
おろしにんにく…小さじ1
塩、こしょう…各少々
A 塩昆布…5g
　酒…大さじ2
　しょうゆ…大さじ½
青じそ…2枚

作り方　冷蔵3日／冷凍✕

1 スパゲッティは表示時間通りにゆでる。ゆで汁は少し残しておく。えのきだけは石づきを落としてほぐす。

2 フライパンにオリーブ油を弱めの中火で熱し、おろしにんにく、赤唐辛子、缶汁ごとのさば缶を入れて崩しながら炒める。えのきだけを加えて塩、こしょうをふり、ふたをしてしんなりするまで蒸し焼きにする。

3 2にスパゲッティ、Aを加え、スパゲッティのゆで汁を適量加えて味を調える。

4 器に盛り、ちぎった青じそを散らす。

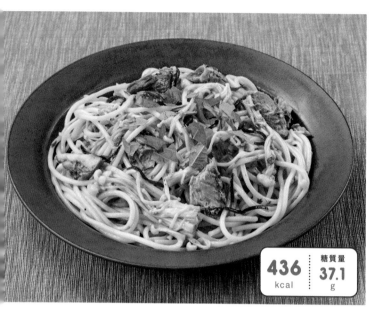

436 kcal ｜ 糖質量 37.1 g

材料（2人分）

中華麺（蒸し）…1袋（170g）
えのきだけ…½袋（100g）
しめじ…1パック（100g）
豚ひき肉…200g
にら…60g
サラダ油…大さじ1
塩、こしょう…少々
A オイスターソース、酒…各大さじ1
　しょうゆ…小さじ2
　おろしにんにく、おろししょうが…各小さじ1
B 水…50㎖
　鶏がらスープの素（顆粒）…小さじ1
ラー油（お好みで）…適量

作り方　冷蔵3日／冷凍✕

1 中華麺は袋に切り目を入れて耐熱容器にのせ、電子レンジで2分加熱する。きのこは石づきを落としてほぐす。にらは5㎝長さに切る。

2 フライパンにサラダ油を中火で熱し、豚ひき肉を入れて塩、こしょうをふって炒める。火が通ったらきのこを加え、ふたをして2分蒸し焼きにする。

3 にら、Aを加えてさっと混ぜ、ほぐした中華麺、Bを加えてふたをし、1分30秒蒸し焼きにする。ふたをはずして混ぜながら汁けをとばし、器に盛り、ラー油をかける。

オイスターソースでコク深い味わい

きのこたっぷり
肉そぼろ焼きそば

10分

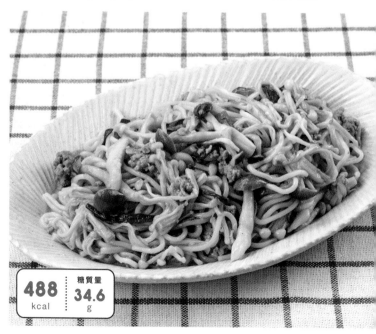

488 kcal ｜ 糖質量 34.6 g

甘じょっぱいケチャップがしらたきにマッチ

しらたきナポリタン

15分

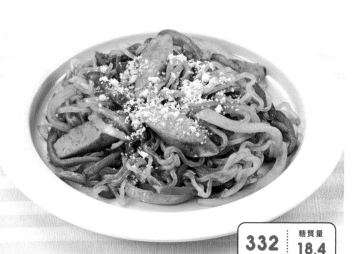

材料（2人分）
しらたき（アク抜き不要のもの）…300g
ウインナーソーセージ…5本
ピーマン…2個
玉ねぎ…½個
A おろしにんにく…小さじ1
 塩、こしょう…各少々
B トマトケチャップ…大さじ4
 ウスターソース…大さじ1
オリーブ油…大さじ1
粉チーズ…適量

作り方 冷蔵**3**日／冷凍✕

1 しらたきは食べやすい長さに切り、耐熱容器に入れてラップをせずに電子レンジで3分加熱し、水けをきる。フライパンを中火で熱し、3分ほどから炒りして一度取り出す。

2 ウインナーソーセージは斜め薄切り、ピーマンはヘタと種を除いて細切り、玉ねぎは薄切りにする。

3 フライパンにオリーブ油を中火で熱して**2**を炒め、玉ねぎがしんなりしたら**A**を加えて炒め合わせる。**1**をもどし入れて炒め、**B**を加えて汁けがなくなるまで炒める。器に盛り、粉チーズをかける。

332 kcal	糖質量 **18.4** g

材料（2人分）
しらたき（アク抜き不要のもの）…300g
むきえび…120g
もやし…1袋（200g）
にら…6本
溶き卵…2個分
サラダ油…大さじ1
塩、こしょう…各少々
A 鶏がらスープの素（顆粒）、
　　おろしにんにく…各小さじ1
B 酒、オイスターソース…各大さじ1
 ナンプラー、はちみつ…各小さじ2

しらたきの食感を楽しんで

しらたきパッタイ

15分

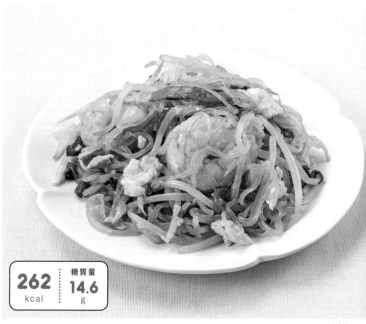

作り方 冷蔵**3**日／冷凍✕

1 しらたきは食べやすい長さに切り、耐熱容器に入れてラップをせずに電子レンジで3分加熱し、水けをきる。にらは5cm長さに切る。

2 フライパンに半量のサラダ油を中火で熱し、溶き卵を炒めて一度取り出す。

3 フライパンに残りのサラダ油を熱し、しらたきを炒めて塩、こしょうをふる。むきえび、**A**を加えて火が通るまで炒め、にら、もやしを加えてふたをし、しんなりするまで蒸し焼きにする。

4 **2**をもどし入れ、**B**を加えて汁けがなくなるまで炒める。

262 kcal	糖質量 **14.6** g

じゃがいも

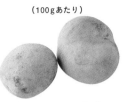

（100gあたり）

59kcal / 糖質量 **8.5**g

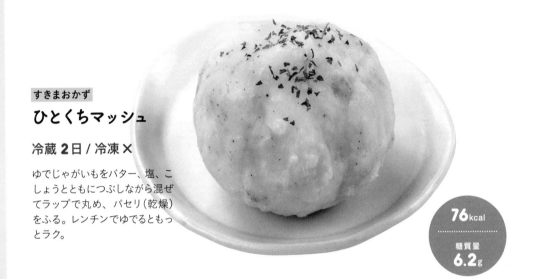

すきまおかず

ひとくちマッシュ

冷蔵 2日 / 冷凍✕

ゆでじゃがいもをバター、塩、こしょうとともにつぶしながら混ぜてラップで丸め、パセリ（乾燥）をふる。レンチンでゆでるともっとラク。

76kcal

糖質量
6.2g

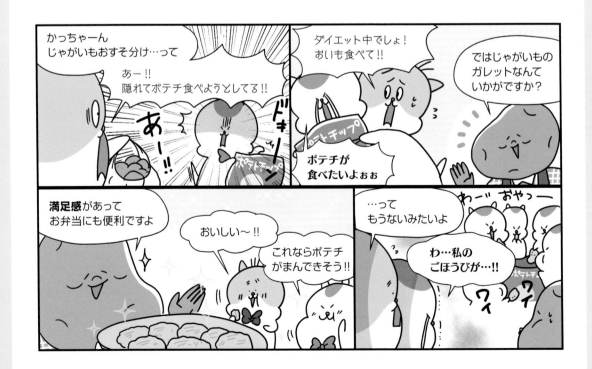

バターじょうゆの香りが広がる

じゃがじゃこあえ

12分

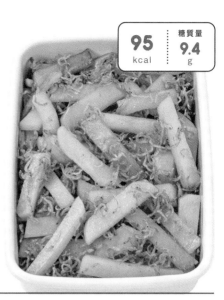

95 kcal | 糖質量 **9.4** g

材料（4人分）

じゃがいも…小4個（400g）
ちりめんじゃこ…40g
A バター…10g
　しょうゆ…大さじ1½
　塩、こしょう…各少々

作り方　冷蔵3日 / 冷凍1か月

1 じゃがいもは皮をむき、1cm角の棒状に切り、耐熱容器に入れ、ふんわりとラップをして電子レンジで4分加熱する。取り出して混ぜ、ラップをしてさらに2分加熱する。

2 ちりめんじゃこはオーブントースターでカリッとするまで5分ほど焼く。

3 1、2が熱いうちにボウルに入れ、**A**を加えてからめる。

調理ポイント

じゃがいもを電子レンジで加熱している間にちりめんじゃこをオーブントースターで焼くと、効率よく作れる。

火を使わない

だし香る和風スパイスがおいしい

じゃがいもとズッキーニのだしカレー炒め

10分

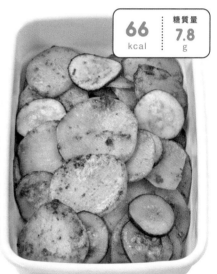

66 kcal | 糖質量 **7.8** g

材料（4人分）

じゃがいも…小3個（300g）
ズッキーニ…½本
オリーブ油…大さじ½
A めんつゆ（3倍濃縮）
　…大さじ1½
　カレー粉…大さじ½

作り方　冷蔵3日 / 冷凍1か月

1 じゃがいもはピーラーで皮をむき、ズッキーニとともにスライサーで薄切りにする。

2 フライパンにオリーブ油を中火で熱し、1を入れて炒め、焼き色がついたら**A**を加えて炒め合わせる。

調理ポイント

薄切りにすれば火の通りにくいじゃがいもが短時間で調理可能に。

包丁使わない

押さえつけて焼くことで表面がカリカリに

じゃがいものチーズガレット

12分

111 kcal | 糖質量 **7.8** g

材料（4人分）

じゃがいも…小4個（400g）
ピザ用チーズ…40g
塩…小さじ¼
こしょう…少々
サラダ油…大さじ1

作り方　冷蔵3日 / 冷凍1か月

1 じゃがいもは皮をむいてせん切りにし、ボウルに入れてピザ用チーズ、塩、こしょうを加えて混ぜる。

2 フライパンにサラダ油を中火で熱し、1を広げて押しつけながら5分ほど焼き、裏返して2～3分焼く。

調理ポイント

じゃがいもは切ったあとに水にさらさず、じゃがいものでんぷんで焼きかためる。

食材ひとつ

かぼちゃ

（100gあたり）

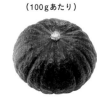

78 kcal / 糖質量 **15.9** g

すきまおかず

ナッツかぼちゃボール

冷蔵 **2**日 / 冷凍 ✕

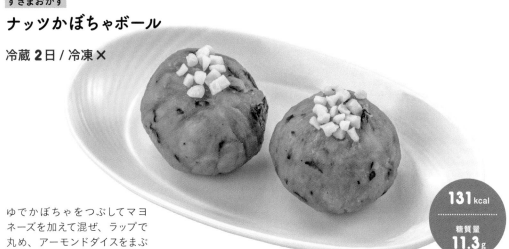

ゆでかぼちゃをつぶしてマヨ
ネーズを加えて混ぜ、ラップで
丸め、アーモンドダイスをまぶ
すだけ。

131 kcal

糖質量
11.3 g

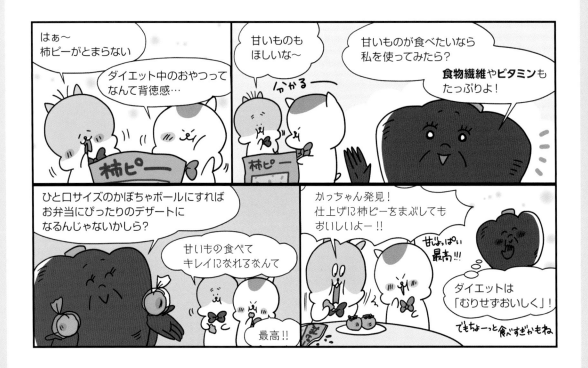

はぁ〜
柿ピーがとまらない

ダイエット中のおやつって
なんて背徳感…

甘いものも
ほしいな〜

甘いものが食べたいなら
私を使ってみたら？
食物繊維や**ビタミン**も
たっぷりよ！

ひと口サイズのかぼちゃボールにすれば
お弁当にぴったりのデザートに
なるんじゃないかしら？

甘いもの食べて
キレイになれるなんて

最高!!

かっちゃん発見！
仕上げに柿ピーをまぶしても
おいしいよー!!

甘じょっぱい
最高!!!

ダイエットは
「むりせずおいしく」！

でもちょーっと食べすぎかもね

おかずにもデザートにもなる
かぼちゃのレモン煮

15分

72 kcal ／ 糖質量 15.3 g

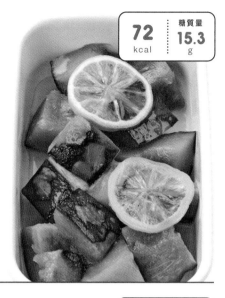

材料（4人分）
かぼちゃ … ¼個（300g）
A レモン（薄い輪切り）…2枚
水 … 100㎖
はちみつ … 大さじ 1

作り方　冷蔵 **4**日 / 冷凍 **1**か月
1 かぼちゃは種とわたを除き、皮をところどころむいてひと口大に切る。
2 耐熱容器に **1**、**A** を入れ、ふんわりとラップをして電子レンジで 8 分加熱する。粗熱がとれるまで扉を開けずにそのまま蒸らす。

火を使わない

食材の自然な甘じょっぱさがあとを引く
かぼちゃのコンビーフバター

10分

139 kcal ／ 糖質量 11.5 g

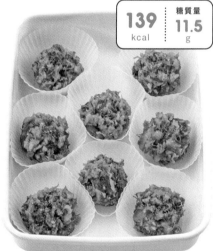

材料（4人分）
かぼちゃ（冷凍）… 300g
コンビーフ … 100g
バター … 20g
塩、こしょう … 各少々
パセリ（乾燥）… 適量

作り方　冷蔵 **3**日 / 冷凍 **1**か月
1 かぼちゃは耐熱容器に入れ、ふんわりとラップをして電子レンジで 3 ～ 4 分加熱する。
2 コンビーフを加え、ラップをしてさらに 1 分加熱する。
3 バター、塩、こしょうを加え、フォークでつぶしながら混ぜ、シリコンカップ 8 個に等分に詰め、パセリをふる。

調理ポイント
冷凍かぼちゃを使って時短。

包丁使わない

冷凍野菜で時短で彩る
ごま塩かぼちゃ

5分

59 kcal ／ 糖質量 11.0 g

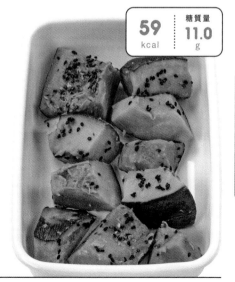

材料（4人分）
かぼちゃ（冷凍）… 300g
黒いりごま … 適量
塩 … 小さじ ⅓

作り方　冷蔵 **3**日 / 冷凍 **1**か月
1 かぼちゃは耐熱容器に入れ、ふんわりとラップをして電子レンジで 4 分加熱する。
2 **1** に黒いりごま、塩をふる。

リメイク
つぶしてパン粉をまぶし、オーブントースターで焼いて焼きコロッケに。

食材ひとつ

たけのこ

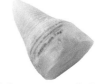

水煮（100gあたり）

22kcal / 糖質量 **2.2**g

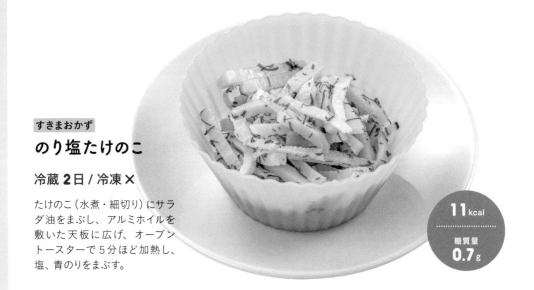

すきまおかず

のり塩たけのこ

冷蔵 2日 / 冷凍×

たけのこ（水煮・細切り）にサラ
ダ油をまぶし、アルミホイルを
敷いた天板に広げ、オーブン
トースターで5分ほど加熱し、
塩、青のりをまぶす。

11kcal

糖質量
0.7g

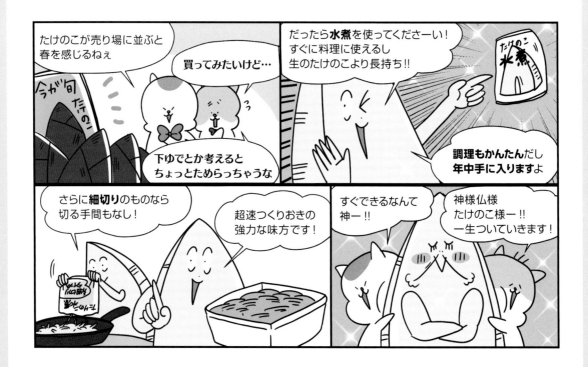

マヨネーズがクセをやわらげマイルドに

たけのこのたらこマヨネーズ

5分

材料（4人分）

たけのこ（水煮）…450g
たらこ…½腹（25g）
A マヨネーズ…大さじ2
  みりん…大さじ½
  塩…少々
青じそ…10枚

作り方 冷蔵3日／冷凍3週間

1 たけのこはよく洗い、薄切りにする。たらこは薄皮を除いてほぐす。青じそはせん切りにする。

2 ボウルにたらこ、Aを入れて混ぜ、たけのこを加えてさっくりとあえ、青じそをのせる。

87 kcal ｜ 糖質量 3.8 g

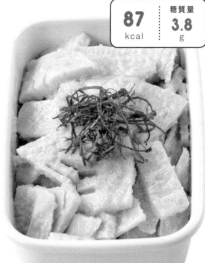

火を使わない

ふわふわのかつお節をたけのこにまとわせて

たけのこの おかかポン酢きんぴら

5分

材料（4人分）

たけのこ（水煮・細切り）
  …300g
ごま油…小さじ2
ポン酢しょうゆ…大さじ2
かつお節…適量

作り方 冷蔵3日／冷凍1か月

1 フライパンにごま油を中火で熱し、水けをきったたけのこを炒める。

2 1にポン酢しょうゆを加え、汁けをとばしながら炒めてかつお節を加える。

43 kcal ｜ 糖質量 2.6 g

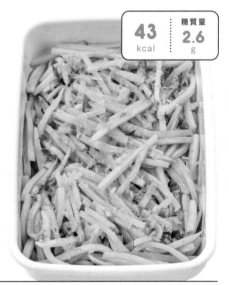

調理ポイント
ポン酢しょうゆの汁けをとばしてからかつお節を加えることで、ムラなく味つけできる。

包丁使わない

レモンも香るマリネ風のあえもの

たけのこのゆずこしょうあえ

5分

材料（4人分）

たけのこ（水煮）…400g
A 白だし…大さじ2
  レモン汁、ゆずこしょう
    …各小さじ1

作り方 冷蔵3日／冷凍1か月

1 たけのこはよく洗い、半分の長さに切ってから薄切りにする。

2 1にAを加えてからめる。

27 kcal ｜ 糖質量 2.9 g

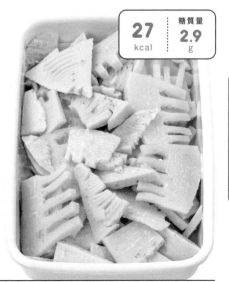

やせテク
水煮をそのまま使用し、食感をいかして噛む回数をアップ。

食材ひとつ

ごぼう

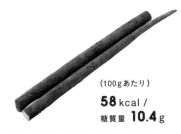

（100gあたり）
58 kcal /
糖質量 **10.4** g

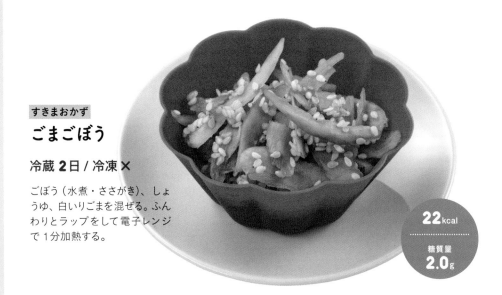

すきまおかず
ごまごぼう

冷蔵 2日 / 冷凍 ✕

ごぼう（水煮・ささがき）、しょうゆ、白いりごまを混ぜる。ふんわりとラップをして電子レンジで1分加熱する。

22 kcal

糖質量
2.0 g

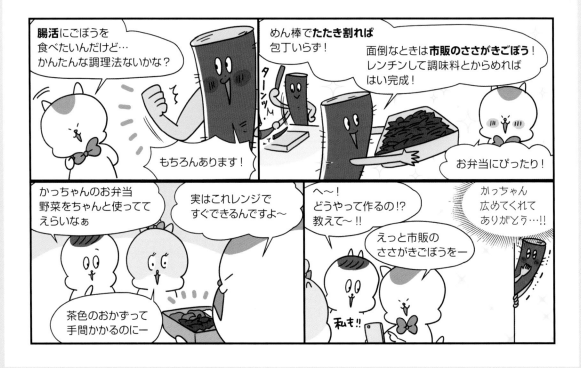

腸活にごぼうを
食べたいんだけど…
かんたんな調理法ないかな？

もちろんあります！

めん棒でたたき割れば
包丁いらず！

面倒なときは市販のささがきごぼう！
レンチンして調味料とからめれば
はい完成！

ターンッ…

お弁当にぴったり！

かっちゃんのお弁当
野菜をちゃんと使ってて
えらいなぁ

実はこれレンジで
すぐできるんですよ〜

茶色のおかずって
手間かかるのにー

へ〜！
どうやって作るの!?
教えて〜!!

えっと市販の
ささがきごぼうを―

かっちゃん
広めてくれて
ありがとう…!!

私も!!

和を感じるデリ風サラダ

ごぼうのツナマヨあえ

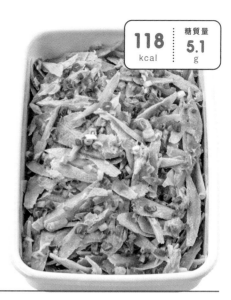

8分

118 kcal ｜ 糖質量 5.1 g

材料（4人分）
ごぼう（水煮・ささがき）
…200g
ツナ缶（水煮）…小1缶（70g）
ごま油…大さじ1
A マヨネーズ…大さじ2
　 しょうゆ…小さじ2
小ねぎ（小口切り）…適量

作り方　冷蔵3日／冷凍✕
1 耐熱容器に水けをきったごぼうを入れ、ごま油をまぶし、ふんわりとラップをして電子レンジで3分加熱し、水けをきる。
2 ボウルに **1**、**A**、缶汁をきったツナ缶を加えてよく混ぜ、小ねぎを散らす。

やせテク
糖質の低いマヨネーズが味をまろやかにまとめる。

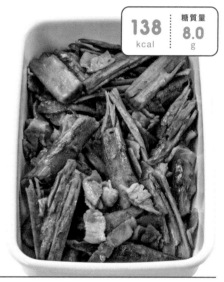

新しいおいしさの和洋折衷おかず

ごぼうとベーコンのソテー

15分

138 kcal ｜ 糖質量 8.0 g

材料（4人分）
ごぼう…1本（200g）
ベーコン…3枚
オリーブ油…大さじ1
A しょうゆ…大さじ2
　 酒、みりん…各大さじ1

作り方　冷蔵3日／冷凍2週間
1 ごぼうはアルミホイルで皮をこそげてめん棒などでたたき、食べやすい大きさに割る。ベーコンはキッチンばさみで1cm幅に切る。
2 フライパンにオリーブ油を中火で熱し、**1**を入れてごぼうがしんなりするまで炒める。**A**を加えてふたをし、5分ほど蒸し焼きにする。
3 ふたをはずして、汁けがなくなるまで炒め合わせる。

調理ポイント
火の通りにくいごぼうは、蒸し焼きにすることで加熱時間を短縮し、加熱ムラを防ぐ。

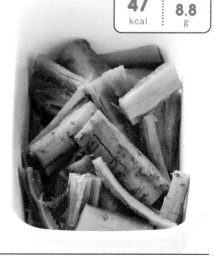

すし酢を使ってかんたんに

たたきごぼうの甘酢煮

8分

47 kcal ｜ 糖質量 8.8 g

材料（4人分）
ごぼう…1本（200g）
A だし汁…100ml
　 すし酢…大さじ2½
　 しょうゆ…大さじ2

作り方　冷蔵4日／冷凍1か月
1 ごぼうは皮をこそげて4等分にする。耐熱容器に入れ、ふんわりとラップをして電子レンジで3分加熱する。
2 取り出してめん棒などでたたき、食べやすい大きさに割る。
3 耐熱容器に **2** と **A** を入れ、ふんわりとラップをして2分加熱し、取り出して粗熱がとれるまで蒸らす。

火を使わない

包丁使わない

食材ひとつ

れんこん

（100gあたり）

66 kcal / 糖質量 **14.1** g

すきまおかず

花れんこん

冷蔵 2 日 / 冷凍 ✕

花形に切ったれんこん、すし酢
を入れ、ふんわりとラップをして
電子レンジで 30 秒加熱する。

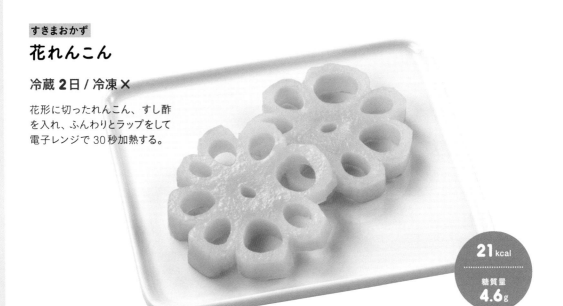

21 kcal

糖質量
4.6 g

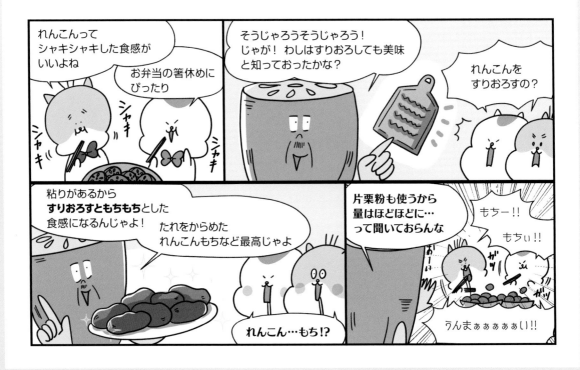

お弁当全体を引き締めるさわやかな酸味

れんこんの赤じそあえ

10分

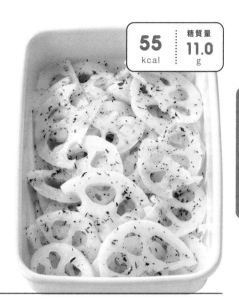

55 kcal | 糖質量 11.0 g

材料（4人分）
れんこん…200g
A 酢…75mℓ
　 砂糖…大さじ 2
赤じそ風味ふりかけ
　　…小さじ 2

作り方　冷蔵 3日 / 冷凍 1か月
1 れんこんは皮をむいて薄い半月切りにし、水にさらして水けをきる。

2 耐熱容器に 1、合わせた A を入れ、ふんわりとラップをして電子レンジで 2分 30秒加熱する。

3 粗熱がとれたら、赤じそ風味ふりかけを加えてあえる。

火を使わない

うまみ×コクの相乗効果がすごい

れんこんといんげんのオイスター煮

15分

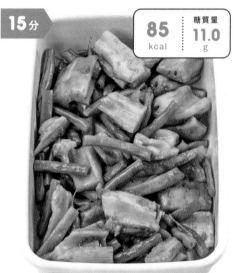

85 kcal | 糖質量 11.0 g

材料（4人分）
れんこん…300g
さやいんげん…80g
ごま油…大さじ 1
A 水…100mℓ
　 オイスターソース…大さじ 2
　 鶏がらスープの素（顆粒）
　　…小さじ ¼

調理ポイント
混ぜながら煮ることでムラなく味がしみて保存性がアップし、お弁当向きのおかずに。

作り方　冷蔵 3日 / 冷凍 2週間
1 れんこんはピーラーで皮をむいてめん棒などでたたき、食べやすい大きさに割る。さやいんげんはキッチンばさみで 3cm長さに切る。

2 鍋にごま油を中火で熱し、れんこんを炒め、表面が透き通ったら A を加えて煮立てる。

3 2 にさやいんげんを加え、途中混ぜながら汁けがなくなるまで煮る。

包丁使わない

もちもち食感で満足度アップ

れんこんもちの照り焼き

15分

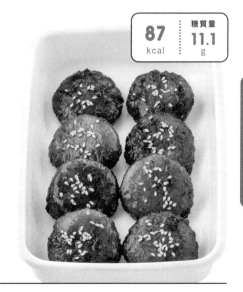

87 kcal | 糖質量 11.1 g

材料（4人分）
れんこん…160g
片栗粉…大さじ 2
塩…少々
ごま油…大さじ 1
A 酒、みりん、砂糖、
　 　しょうゆ…各大さじ ½
白いりごま…適量

作り方　冷蔵 3日 / 冷凍 1か月
1 れんこんは皮をむいてすりおろし、水けを軽く絞る。ボウルに片栗粉、塩とともに混ぜ合わせ、8等分に平たく丸める。

2 フライパンにごま油を中火で熱して 1 を並べ、両面焼き色がつくまで焼く。

3 2 に、合わせた A を回し入れてからめ、白いりごまをふる。

食材ひとつ

卵

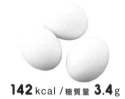

（100gあたり）

142kcal / 糖質量 **3.4**g

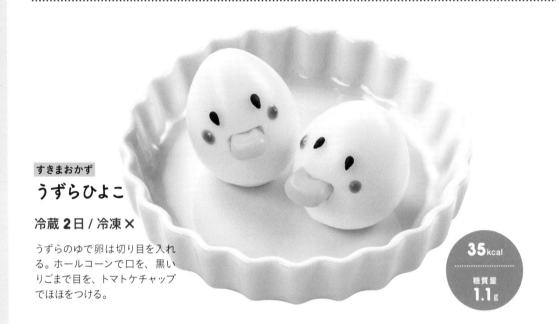

すきまおかず

うずらひよこ

冷蔵 **2**日 / 冷凍 ✕

うずらのゆで卵は切り目を入れる。ホールコーンで口を、黒いりごまで目を、トマトケチャップでほほをつける。

35kcal

糖質量
1.1g

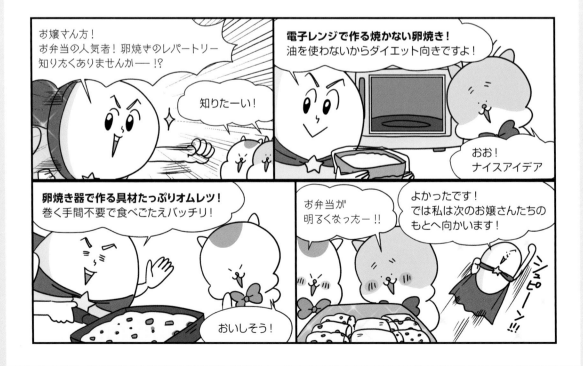

しょうがを効かせて風味よく

ツナ卵そぼろ

8分

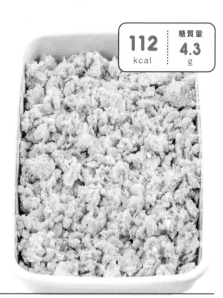

112 kcal	糖質量 4.3 g

材料（4人分）
卵…4個
ツナ缶（水煮）
　…大1缶（170g）
A おろししょうが、砂糖
　　…各小さじ1
　　しょうゆ…小さじ½
　　塩…小さじ¼

作り方　冷蔵3日／冷凍2週間
1 耐熱容器に卵を割りほぐし、缶汁をきったツナ缶、**A**を加えて混ぜる。
2 1にふんわりとラップをして電子レンジで3分加熱する。卵がかたまりかけたところをフォークでほぐしながら混ぜる。
3 卵が好みのかたさになるまで、10秒ずつ追加で加熱しながら混ぜる。

やせテク
卵そぼろにツナを加えて高たんぱくな1品に。

火を使わない

卵でうまみをとじ込めて

肉もやしの卵とじ

10分

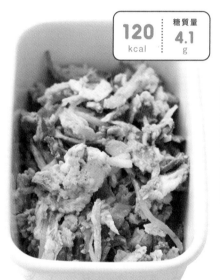

120 kcal	糖質量 4.1 g

材料（4人分）
卵…3個
チャーシュー（市販）…60g
もやし…½袋（100g）
ごま油…大さじ1
オイスターソース…大さじ1
塩、こしょう…各少々

作り方　冷蔵2日／冷凍2週間
1 ボウルに卵を溶きほぐす。チャーシューはキッチンばさみで細かく切る。
2 フライパンにごま油を強火で熱し、チャーシューともやしを入れて炒める。
3 火が通ったら溶き卵を流し入れて混ぜ、オイスターソースを加えて、塩、こしょうで味を調える。

調理ポイント
卵にしっかり火を通すと、お弁当でも安心。

包丁使わない

スパイシーなピクルス風

カレーうずら

5分

70 kcal	糖質量 2.0 g

材料（4人分）
うずらの卵（水煮）…12個
A フレンチドレッシング
　　（市販）…大さじ3
　　カレー粉…小さじ½

作り方　冷蔵3日／冷凍✕
1 うずらの卵は水けをきる。
2 耐熱容器に**A**を入れて混ぜ、ふんわりとラップをして電子レンジで20秒加熱し、**1**を加えてなじませる。

調理ポイント
調理後すぐに食べてもおいしい。冷蔵庫でひと晩なじませるとさらに深い味わいに。

食材ひとつ

電子レンジ で焼かない卵焼き

お弁当の定番をレンジでかんたんに
だし巻き卵

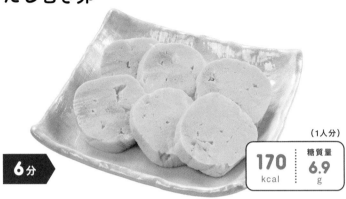

材料（15×15cmの耐熱容器1つ分）
卵…3個
A みりん…大さじ1
サラダ油…大さじ½
和風だしの素（顆粒）…小さじ½

作り方 冷蔵3日 / 冷凍2週間
1 耐熱容器に卵を割りほぐし、**A**を加えて混ぜ合わせる。ふんわりとラップをして電子レンジで1分50秒加熱する。
2 ラップを広げて**1**をおき、筒状に形を整えてキャンディー包みにし、粗熱をとる。

6分

（1人分）
170 kcal ｜ 糖質量 **6.9** g

青のりとごま油が香る
中華風のり塩卵焼き

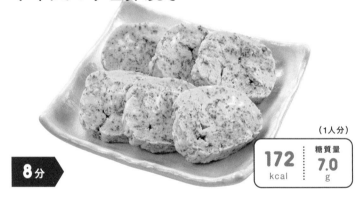

材料（15×15cmの耐熱容器1つ分）
卵…3個
A みりん…大さじ1
ごま油…大さじ½
青のり…小さじ1
鶏がらスープの素（顆粒）…小さじ½

作り方 冷蔵3日 / 冷凍2週間
1 耐熱容器に卵を割りほぐし、合わせた**A**を加えて混ぜ合わせる。ふんわりとラップをして電子レンジで2分加熱する。
2 ラップを広げて**1**をおき、筒状に形を整えてキャンディー包みにし、粗熱をとる。

8分

（1人分）
172 kcal ｜ 糖質量 **7.0** g

ピリッとした辛さがアクセント
明太マヨの卵焼き

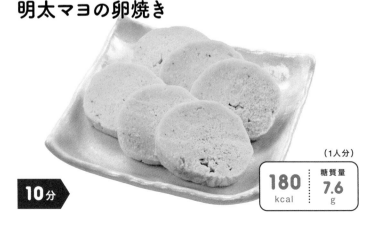

材料（15×15cmの耐熱容器1つ分）
卵…3個
辛子明太子…½腹（30g）
A みりん…大さじ1
マヨネーズ…大さじ½

作り方 冷蔵3日 / 冷凍2週間
1 辛子明太子は薄皮を除く。
2 耐熱容器に卵を割りほぐし、**1**、**A**を加えて混ぜ合わせる。ふんわりとラップをして電子レンジで2分加熱する。
3 ラップを広げて**1**をおき、筒状に形を整えてキャンディー包みにし、粗熱をとる。

10分

（1人分）
180 kcal ｜ 糖質量 **7.6** g

卵焼き器 でオープンオムレツ

まるで茶碗蒸しのような上品な味
えびとみつばの和風オムレツ

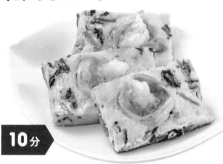

10分

材料（卵焼き器1台分）

卵…3個
むきえび…4尾
みつば…15g
A 水、酒…各大さじ1
　和風だしの素（顆粒）
　　…小さじ½
サラダ油…大さじ½

（1人分）
184 kcal ／ 糖質量 **4.8** g

作り方 冷蔵 **3日** / 冷凍 **2週間**

1 むきえびは背から包丁を入れて半分に切る。みつばは1cm長さに切る。ボウルに卵を割りほぐし、**A**とみつばを加えて混ぜ合わせる。

2 卵焼き器にサラダ油を強めの中火で熱し、卵液を流し入れる。全体を大きく10回ほど混ぜながら焼く。

3 **2**が半熟状になったらえびを並べ、アルミホイルでふたをして弱火にし、表面がかわくまで3～4分焼く。

とろっと溶けたチーズが最高！
パプリカとベーコンのイタリアンオムレツ

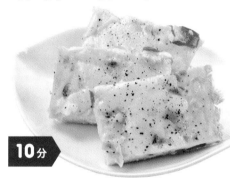

10分

材料（卵焼き器1台分）

卵…3個
パプリカ（赤）…⅓個
ベーコン…2枚
A 水…大さじ1
　塩…小さじ¼
オリーブ油…大さじ½
ピザ用チーズ…20g
粗びき黒こしょう…少々

（1人分）
254 kcal ／ 糖質量 **4.7** g

作り方 冷蔵 **3日** / 冷凍 **2週間**

1 ベーコンはみじん切りに、パプリカは1cm角に切る。ボウルに卵を割りほぐし、**A**、パプリカ、ベーコンを加えて混ぜ合わせる。

2 卵焼き器にオリーブ油を強めの中火で熱し、**1**を流し入れる。全体を大きく10回ほど混ぜながら焼く。

3 **2**が半熟状になったら、アルミホイルでふたをして弱火にし、表面がかわくまで3～4分焼く。ピザ用チーズを散らし、ふたをして溶けるまでさらに1分ほど焼いたら粗びき黒こしょうをふる。

具だくさんでボリュームたっぷり
しいたけとひき肉の中華風オムレツ

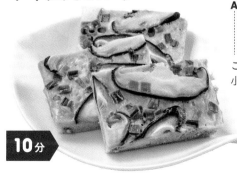

10分

材料（卵焼き器1台分）

卵…3個
豚ひき肉…60g
しいたけ…2枚
A 酒…大さじ1
　オイスターソース
　　…小さじ1
　塩…小さじ¼
ごま油…大さじ½
小ねぎ（小口切り）…3本分

（1人分）
225 kcal ／ 糖質量 **4.0** g

作り方 冷蔵 **3日** / 冷凍 **2週間**

1 しいたけは軸を落として薄切りにする。耐熱容器に豚ひき肉、**A**を入れて混ぜ、ふんわりとラップをして電子レンジで2分加熱する。

2 ボウルに卵を割りほぐし、**1**のひき肉を汁ごと加えて混ぜ合わせる。卵焼き器にごま油を強めの中火で熱し、卵液を流し入れ、全体を大きく10回ほど混ぜながら焼く。

3 **2**が半熟状になったらしいたけをのせ、小ねぎを散らす。アルミホイルでふたをして弱火にし、表面がかわくまで3～4分焼く。裏返して軽く押すようにしてさらに2分ほど焼く。

おから・大豆

生おから（100gあたり）

88 kcal / 糖質量 **3.2** g

大豆（水煮）（100gあたり）

124 kcal / 糖質量 **0.8** g

すきまおかず

おからのサラダボール

冷蔵 **2** 日 / 冷凍 ✕

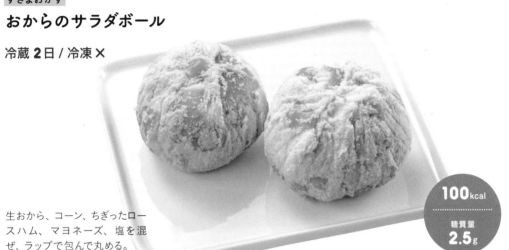

生おから、コーン、ちぎったロースハム、マヨネーズ、塩を混ぜ、ラップで包んで丸める。

100 kcal

糖質量 **2.5** g

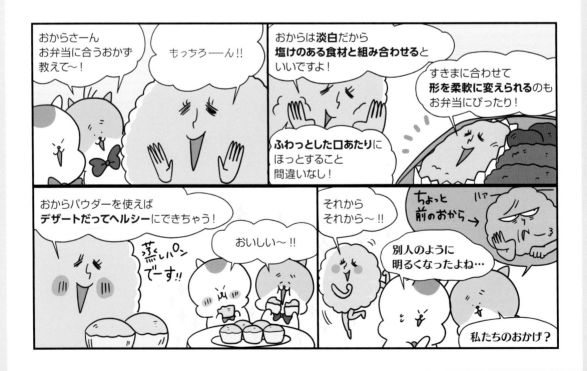

おからさーん
お弁当に合うおかず
教えて〜！

もっちろーん!!

おからは淡白だから
塩けのある食材と組み合わせると
いいですよ！

すきまに合わせて
形を柔軟に変えられるのも
お弁当にぴったり！

ふわっとした口あたりに
ほっとすること
間違いなし！

おからパウダーを使えば
デザートだってヘルシーにできちゃう！

蒸しパンでーす!!

おいしい〜!!

それから
それから〜!!

ちょっと
前のおから→

別人のように
明るくなったよね…

私たちのおかげ？

なめらかな口あたりが絶妙

おからの明太マヨサラダ

5分

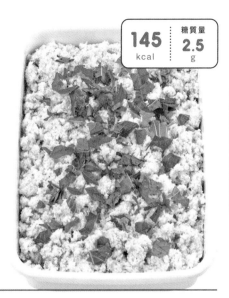

145 kcal ｜ 糖質量 2.5 g

材料（4人分）
生おから…150g
辛子明太子…1腹（60g）
A マヨネーズ…大さじ 3½
　　牛乳…大さじ 1〜2
青じそ…1〜2枚

作り方　冷蔵 3日 / 冷凍 ×
1 ボウルに生おから、**A**を入れ、なめらかになるまでよく混ぜる。
2 辛子明太子は薄皮を除いてほぐし、**1**に加えて混ぜ、ちぎった青じそを散らす。

調 理 ポ イ ン ト
牛乳の量は、おからの水分量によって調整して。

火を使わない

甘じょっぱさがクセになる

ごまじゃこ大豆

10分

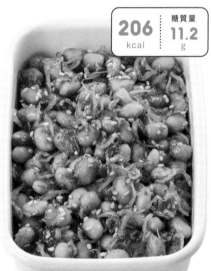

206 kcal ｜ 糖質量 11.2 g

材料（4人分）
大豆（水煮）…300g
ちりめんじゃこ…50g
片栗粉…大さじ 1
ごま油…大さじ 1
A しょうゆ、砂糖、みりん
　　…各大さじ 1½
白いりごま…大さじ 1

作り方　冷蔵 3日 / 冷凍 3週間
1 大豆は水けをきってペーパータオルでふき、保存袋に入れて片栗粉をまぶす。
2 フライパンにごま油を中火で熱し、**1**をふっくらするまで炒め、ちりめんじゃこを加えてカリカリになるまで炒める。
3 ペーパータオルで余分な油をふき取り、**A**を加えて煮からめ、白いりごまをふる。

調 理 ポ イ ン ト
調味料がよくからむよう、ペーパータオルで余分な油をふき取る。

包丁使わない

ケチャップとウスターソースで奥深い味つけに

蒸し大豆の
カレーケチャップ炒め

5分

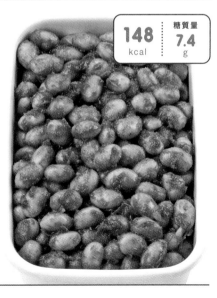

148 kcal ｜ 糖質量 7.4 g

材料（4人分）
蒸し大豆…200g
カレー粉…大さじ 1
オリーブ油…大さじ 1
A トマトケチャップ
　　…大さじ 3
　　酒、ウスターソース
　　…各大さじ 1

作り方　冷蔵 5日 / 冷凍 ×
1 フライパンにオリーブ油を弱めの中火で熱し、蒸し大豆をふっくらするまで炒める。
2 **1**にカレー粉を加えてよく炒め、合わせた**A**を加えて炒め合わせる。

リ メ イ ク
軽くつぶしてサンドイッチの具材に。

食材ひとつ

枝豆・そら豆・ミックスビーンズ

枝豆 （100gあたり）	そら豆 （100gあたり）	ミックスビーンズ （100gあたり）
	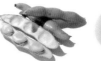	
118 kcal	**103** kcal	**135** kcal
糖質量 **4.3** g	糖質量 **15.7** g	糖質量 **17.9** g

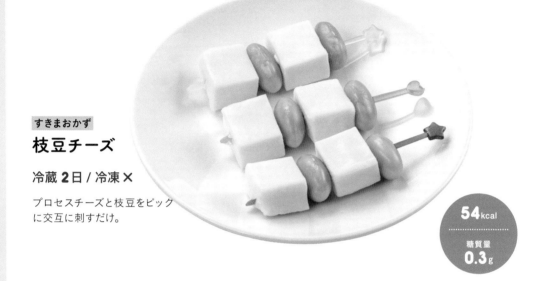

すきまおかず

枝豆チーズ

冷蔵 **2日** / 冷凍 ✕

プロセスチーズと枝豆をピックに交互に刺すだけ。

54 kcal

糖質量 **0.3** g

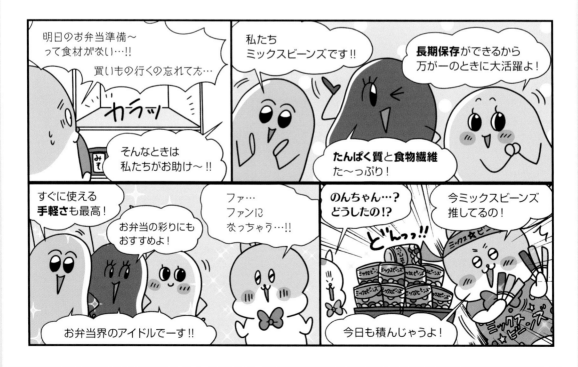

鮮やかでおしゃれな便利サラダ

ミックスビーンズと
いんげんのサラダ

8分

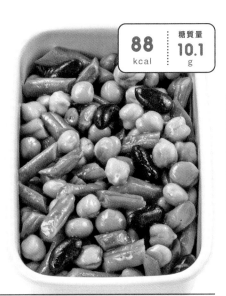

| 88 kcal | 糖質量 10.1 g |

材料（4人分）
ミックスビーンズ（水煮）
…150g
さやいんげん…10本
A 酢、オリーブ油…各大さじ1
　　塩…小さじ 2/3
　　こしょう…少々

作り方　冷蔵3日／冷凍1か月
1　さやいんげんはすじを除き、塩適量（分量外）をふってラップに包み、電子レンジで1〜2分加熱する。粗熱が取れたら1cm長さの斜め切りにする。
2　ボウルにミックスビーンズ、1、Aを入れて混ぜ合わせる。

火を使わない

ベーコンとバターのコクで味わい濃厚

そら豆とベーコンの
バターじょうゆ炒め

8分

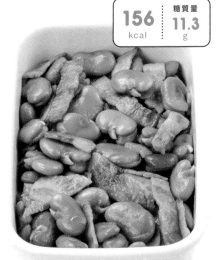

| 156 kcal | 糖質量 11.3 g |

材料（4人分）
そら豆（冷凍・ゆで）…350g
ベーコン…4枚
バター…10g
しょうゆ…大さじ1

作り方　冷蔵3日／冷凍1か月
1　そら豆は解凍して薄皮をむく。ベーコンはキッチンばさみで食べやすく切る。
2　フライパンにバターを溶かして1を中火で炒め、こんがりと焼き色がついたらしょうゆを回し入れる。

包丁使わない

時間をおくとさらに味がなじむ

ガーリック焼き枝豆

8分

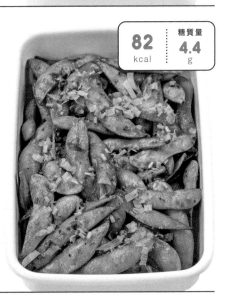

| 82 kcal | 糖質量 4.4 g |

材料（4人分）
枝豆（冷凍・さやつき）
…300g
サラダ油…大さじ 1/2
おろしにんにく…小さじ1
A 焼き肉のたれ（市販）
　　…小さじ4
　　粗びき黒こしょう…適量
かつお節…適量

作り方　冷蔵3日／冷凍1か月
1　フライパンにサラダ油を中火で熱し、冷凍のままの枝豆、おろしにんにくを入れて5分ほど炒める。
2　1にAを加えて炒め合わせ、かつお節を散らす。

やせテク
枝豆は良質なたんぱく質や食物繊維を補える、ダイエットにうれしい食材。

食材ひとつ

きのこ

しめじ(100gあたり)
26 kcal
糖質量 **2.5** g

えのきだけ
(100gあたり)
34 kcal
糖質量 **4.8** g

しいたけ(100gあたり)
25 kcal 糖質量 **0.7** g

すきまおかず

しいたけのチーズ焼き

冷蔵 **2** 日 / 冷凍 ✕

しいたけは軸を落とし、ピザ用
チーズをのせ、オーブントース
ターで5分ほど焼き、粗びき黒
こしょうをふる。

25 kcal

糖質量
0.2 g

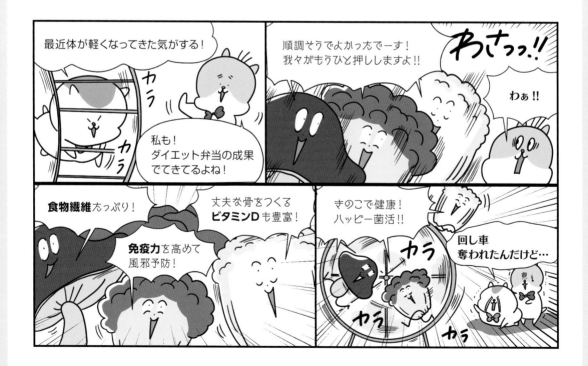

たっぷりきのこで滋味深い

しいたけとエリンギの佃煮風

8分

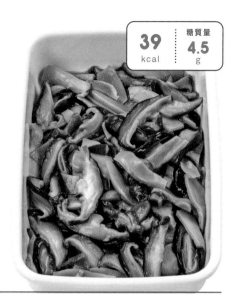

| **39** kcal | 糖質量 **4.5** g |

材料（4人分）
しいたけ…10個（150g）
エリンギ…1パック（100g）
A しょうゆ、酒…各大さじ2
　 砂糖…大さじ1

作り方　冷蔵 3日 / 冷凍 1か月
1　しいたけは軸を落として薄切り
　 にし、エリンギは半分の長さの
　 薄切りにする。
2　耐熱容器に 1、A を入れ、ふん
　 わりとラップをして電子レンジ
　 で4分加熱する。

リメイク
卵焼きの具材にしておつまみ
にもなるボリューム卵焼きに。

火を使わない

緑が映えるこっくりおかず

しめじとししとうのマヨソテー

8分

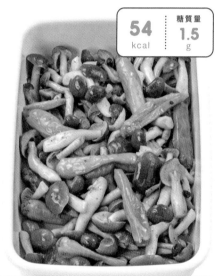

| **54** kcal | 糖質量 **1.5** g |

材料（4人分）
しめじ…2パック（200g）
ししとう…12本
マヨネーズ…大さじ2
塩、こしょう…各適量

作り方　冷蔵 3日 / 冷凍 1か月
1　しめじはキッチンばさみで石づ
　 きを落としてほぐす。ししとうは
　 ヘタを落とし、数か所つま楊
　 枝で穴をあける。
2　フライパンを中火で熱してマヨ
　 ネーズを溶かし、1 を入れて炒
　 め、塩、こしょうをふる。

やせテク
マヨネーズを炒め油に使用し、
味つけ＆コクをプラス。

包丁使わない

粉チーズを加えてうまみたっぷり

まいたけのピカタ

10分

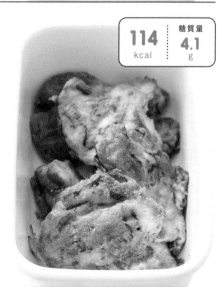

| **114** kcal | 糖質量 **4.1** g |

材料（4人分）
まいたけ…2パック（200g）
小麦粉…適量
A 溶き卵…2個分
　 粉チーズ、パセリ（乾燥）
　 　…各大さじ1
　 マヨネーズ…小さじ1
　 塩、こしょう…各少々
サラダ油…大さじ1

作り方　冷蔵 2日 / 冷凍 2週間
1　まいたけは8等分にほぐし、小
　 麦粉をまぶす。
2　ボウルに A を混ぜ合わせ、1 を
　 からめる。
3　フライパンにサラダ油を中火
　 で熱し、2 を入れて両面こんが
　 りと焼く。

食材ひとつ

サブおかず

火を使わない

豆からたんぱく質もとれる

きのこと豆のサラダ

8分

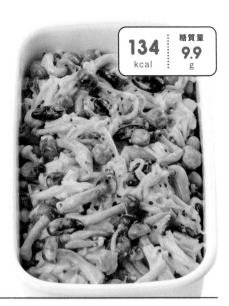

134 kcal ｜ 糖質量 **9.9** g

材料（4人分）

しめじ…1パック（100g）
えのきだけ…½袋（100g）
ミックスビーンズ（水煮）
　…100g
A マヨネーズ…大さじ3
　粒マスタード…大さじ1
　はちみつ…小さじ1
　塩…小さじ¼
　こしょう…少々

作り方 冷蔵 **2日** / 冷凍 **2週間**

1 きのこは石づきを落としてしめ
　じはほぐし、えのきだけは半分
　の長さに切ってほぐす。

2 1を耐熱容器に入れ、ラップ
　をして電子レンジで3分加熱し
　て冷ます。

3 ボウルにAを入れて混ぜ合わ
　せ、2、水けをきったミックス
　ビーンズを加えてあえる。

包丁使わない

ゆずの香りがきのことマッチ

まいたけと小松菜の
ゆずこしょう炒め

8分

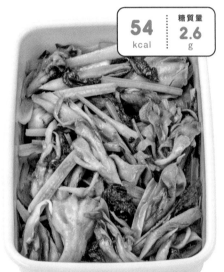

54 kcal ｜ 糖質量 **2.6** g

材料（4人分）

まいたけ…2パック（200g）
小松菜…1束
サラダ油…大さじ1
A めんつゆ（3倍濃縮）
　　…小さじ4
　ゆずこしょう…小さじ1

作り方 冷蔵 **3日** / 冷凍 **1か月**

1 まいたけはキッチンばさみで石
　づきを落としてほぐす。小松菜
　はキッチンばさみで根元を落と
　して5cm長さに切る。

2 フライパンにサラダ油を中火
　で熱し、1を入れてさっと炒め、
　合わせたAを加えて炒め合わ
　せる。

調理ポイント

さっと炒めることで食感を残
し、調理時間も短縮。

食材ひとつ

カレー粉でほんのり色づき香り豊か

えのきのカレー風味

10分

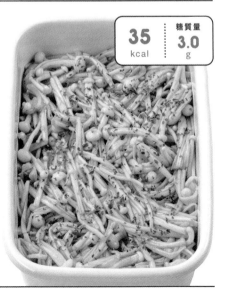

35 kcal ｜ 糖質量 **3.0** g

材料（4人分）

えのきだけ…1袋（200g）
A 水…500㎖
　カレー粉…大さじ1½
　サラダ油…小さじ1
　塩…少々
B しょうゆ…小さじ2
　おろししょうが…小さじ1
パセリ（乾燥）…適量

作り方 冷蔵 **4日** / 冷凍 **1か月**

1 えのきだけは石づきを落とし、
　半分の長さに切ってほぐす。

2 耐熱容器に1とAを入れて混
　ぜる。ふんわりとラップをして
　電子レンジで5分加熱し、ザル
　にあげて水けをきる。

3 Bを加えて混ぜ合わせ、パセリ
　をふる。

リメイク

コンソメスープに入れて、カ
レー風味の洋風スープに。

トースターで焼くだけのおつまみ風の1品

ペペロンマッシュルーム

8分

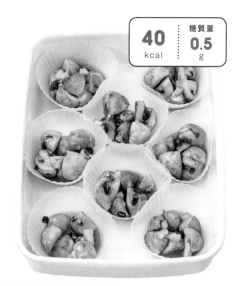

40 kcal ／ 糖質量 0.5 g

材料（4人分）

マッシュルーム
…3パック（300g）

A 赤唐辛子（種を除いて
　　小口切り）…1本分
　オリーブ油…大さじ1
　おろしにんにく、塩
　　…各小さじ½

作り方 冷蔵3日／冷凍1か月

1 マッシュルームは根元を落と
　し、4等分に切る。

2 シリコンカップ8個に **1** を等分
　に入れ、合わせた **A** をかけて
　オーブントースターで5分焼く。

リメイク

えのきだけと混ぜてきのこパ
スタ風に。

火を使わない

噛みごたえのあるシャキシャキおかず

えのきと水菜のおひたし

8分

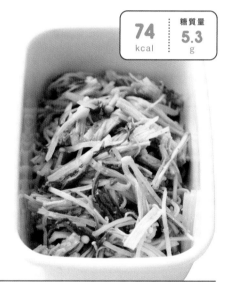

74 kcal ／ 糖質量 5.3 g

材料（4人分）

えのきだけ…1袋（200g）
水菜…2〜3株

A めんつゆ（3倍濃縮）、
　　白すりごま…各大さじ3

作り方 冷蔵3日／冷凍1か月

1 えのきだけはキッチンばさみで
　石づきを落として半分の長さに
　切り、手でほぐす。水菜はキッ
　チンばさみで根元を落として
　4cm長さに切る。

2 **1** をそれぞれ熱湯でさっとゆ
　で、水にさらして水けを絞る。

3 ボウルに **2** と **A** を入れてあえる。

調理ポイント

えのきだけからでるとろみで、
味がよくからむ。

包丁使わない

放置レシピ 冷蔵3日／冷凍1か月

好みのきのこを組み合わせて

きのこのパンキッシュ

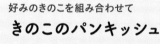

作り方＋材料（4人分）

1 きのこは石づきを落としてしいたけは薄切りに
　し、しめじはほぐす。えのきだけは半分の長さ
　に切る。サンドイッチ用食パンは半分に切る。

　しいたけ…6個（90g）　しめじ…½パック（50g）
　えのきだけ…¼袋（50g）
　サンドイッチ用食パン…4枚

2 アルミカップ8個に、**1** の食パンをカップの形
　に合わせて等分に敷き、きのこをのせ、合わせ
　た **A** を注いで180℃に予熱したオーブンで15
　分焼く。

　A 溶き卵…2個分　牛乳…150ml
　　塩…小さじ½　こしょう…少々

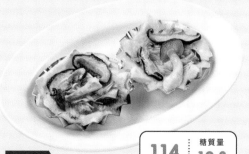

25分

114 kcal ／ 糖質量 10.8 g

こんにゃく・しらたき

こんにゃく（100gあたり）

5 kcal / 糖質量 **0.1** g

しらたき（100gあたり）

7 kcal / 糖質量 **0.1** g

すきまおかず

花こんにゃく

冷蔵 2日 / 冷凍 ✕

白こんにゃくを花型で抜き、中央をくりぬいてパプリカを詰める。水、白だしとともに入れてラップをし、電子レンジで40秒加熱する。

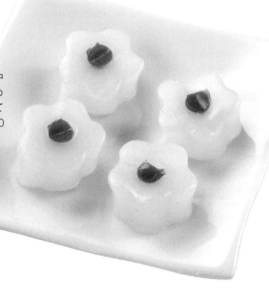

3 kcal

糖質量 **0.4** g

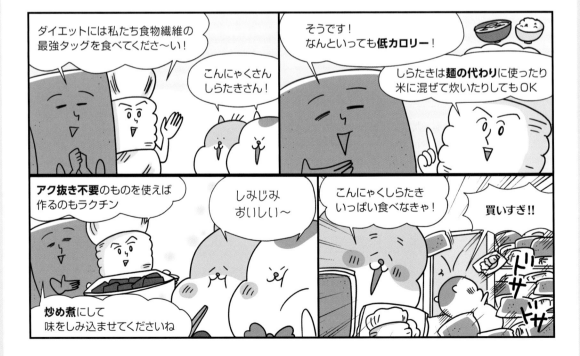

ダイエットには私たち食物繊維の最強タッグを食べてくださ〜い！

こんにゃくさんしらたきさん！

そうです！なんといっても**低カロリー**！

しらたきは**麺の代わり**に使ったり米に混ぜて炊いたりしてもOK

アク抜き不要のものを使えば作るのもラクチン

しみじみおいしい〜

炒め煮にして味をしみ込ませてくださいね

こんにゃくしらたきいっぱい食べなきゃ！

買いすぎ!!

食べごたえのある牛肉入り

こんにゃくきんぴら

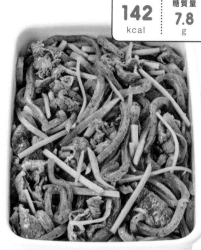

15分

142 kcal ／ 糖質量 7.8 g

材料（4人分）
つきこんにゃく（アク抜き
　不要のもの）…2袋（300g）
にんじん…⅓本
牛こま切れ肉…150g
A しょうゆ…大さじ2
　砂糖、みりん、酒
　　…各大さじ1
ごま油…大さじ1

作り方　冷蔵3日/冷凍×
1 つきこんにゃくは洗って水けを
　きり、食べやすく切る。にんじ
　んは皮をむいて細切りにする。
2 耐熱容器に1を入れ、その上
　に牛こま切れ肉を重ならないよ
　うにのせる。合わせたAを回
　し入れ、ふんわりとラップをし
　て電子レンジで3〜5分加熱
　する。
3 ごま油を加えて混ぜ、ラップを
　せずにさらに3分加熱する。

やせテク
油は風味づけのごま油のみで
カロリーカット。

春菊としょうがの香りの競演

糸こんにゃくと春菊の
しょうが炒め

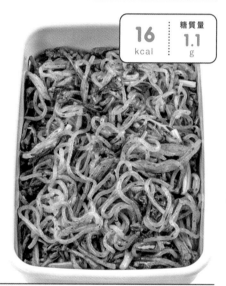

10分

16 kcal ／ 糖質量 1.1 g

材料（4人分）
糸こんにゃく（アク抜き
　不要のもの）…1袋（200g）
春菊…1束
A 白だし…大さじ1
　おろししょうが…小さじ1

作り方　冷蔵3日/冷凍×
1 糸こんにゃくはさっと洗って水
　けをきり、キッチンばさみで食
　べやすく切る。春菊はキッチン
　ばさみで3cm長さに切る。
2 鍋に1、Aを入れて中火で熱
　し、汁けをとばしながら炒め煮
　にし、春菊を加えてさっと火を
　通す。

リメイク
少量のうどんを加えてすき焼
きうどん風に。

辛さはコチュジャンで調整して

しらたきチャプチェ

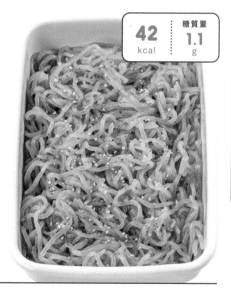

6分

42 kcal ／ 糖質量 1.1 g

材料（4人分）
しらたき（アク抜き不要のもの）
　…2袋（400g）
ごま油…大さじ1
A しょうゆ…大さじ1
　コチュジャン…小さじ1
一味唐辛子、白いりごま
　…各適量

作り方　冷蔵3日/冷凍×
1 しらたきはさっと洗って水けを
　きり、食べやすく切る。
2 フライパンにごま油を中火で
　熱し、1を入れて炒めて水けが
　なくなったら、Aを加えて炒め
　合わせる。一味唐辛子、白いり
　ごまをふる。

やせテク
砂糖やみりんは使わず、コ
チュジャンで甘辛い味つけに。

ひじき・昆布・わかめ

干しひじき（100gあたり）	昆布（100gあたり）	カットわかめ（100gあたり）
180kcal	**170**kcal	**186**kcal
糖質量 **6.8**g	糖質量 **9.7**g	糖質量 **9.1**g

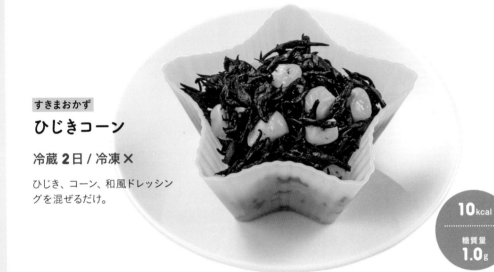

すきまおかず

ひじきコーン

冷蔵 2日 / 冷凍 ✕

ひじき、コーン、和風ドレッシングを混ぜるだけ。

10kcal

糖質量 **1.0**g

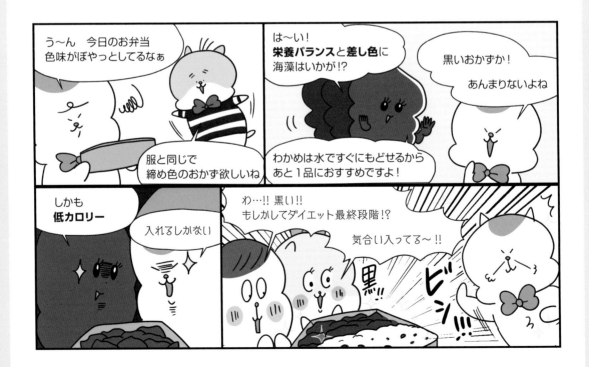

ラー油の量はお好みで調整して

わかめとキャベツのピリ辛ナムル

10分

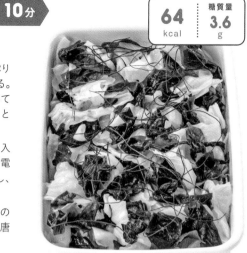

| **64** kcal | 糖質量 **3.6** g |

火を使わない

材料（4人分）

わかめ（乾燥）…10g
キャベツ…¼個
A ごま油…大さじ1
　おろしにんにく…小さじ½
　塩…小さじ¼
　ラー油…適量
糸唐辛子…適量

作り方　冷蔵3日／冷凍1か月

1. わかめはさっと洗ってたっぷりの水でもどし、水けをきる。キャベツは芯の部分を除いて食べやすくちぎり、水にさっと通す。
2. 耐熱容器に**1**のキャベツを入れ、ふんわりとラップをして電子レンジで3〜4分加熱し、ザルにあげて水けをきる。
3. ボウルに**A**を混ぜ合わせ、**1**のわかめ、**2**を加えてあえ、糸唐辛子を散らす。

デリっぽいけど和風味

ひじきのデリ風さっぱりマリネ

8分

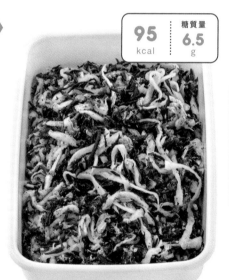

| **95** kcal | 糖質量 **6.5** g |

包丁使わない

材料（4人分）

ひじき（水煮）…160g
ツナ缶（油漬け）
　…小1缶（70g）
切り干し大根（乾燥）…20g
A すし酢…大さじ2
　しょうゆ、白すりごま
　　…各大さじ1

作り方　冷蔵3日／冷凍1か月

1. 耐熱容器に切り干し大根とたっぷりの水（分量外）を入れてふんわりとラップをして電子レンジで2分加熱する。水けを絞ってキッチンばさみで食べやすく切る。
2. ボウルに**A**を混ぜ合わせ、**1**、水けをきったひじき、缶汁をきったツナ缶を加えてあえる。

調理ポイント
切り干し大根は電子レンジでもどすと時短に。

おにぎりや混ぜごはんの具にもイイ

刻み昆布の炒り煮

8分

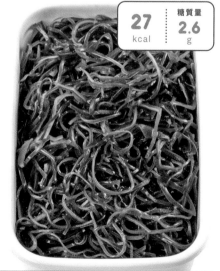

| **27** kcal | 糖質量 **2.6** g |

食材ひとつ

材料（4人分）

刻み昆布（乾燥）…30g
A しょうゆ、酒、みりん
　…各大さじ1

作り方　冷蔵3日／冷凍1か月

1. 刻み昆布は水で5分ほどもどし、よく洗って水けをきる。
2. 鍋に**1**、**A**を入れて中火で汁けをとばしながら炒める。

リメイク
大豆の水煮を加えてボリュームアップ。

おかずも
主食も
あったか

スープジャーレシピ

やせやすい体をつくるには、代謝を高めることが大事。
体を温めるスープジャーのレシピを紹介します。

とろりとしたあんで保温効果さらにアップ
たっぷり白菜の中華うま煮

15分

（保温の時間は除く）

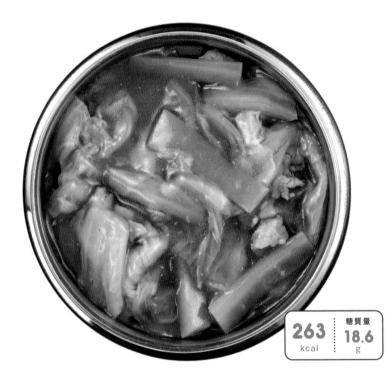

263 kcal ｜ 糖質量 **18.6** g

材料（400mlのスープジャー1回分）

白菜…2枚
にんじん…¼本
豚こま切れ肉…80g
ごま油…小さじ1
A 水…150ml
　酒…大さじ1
　オイスターソース…小さじ2
　しょうゆ…小さじ1
B 水…大さじ1
　片栗粉…小さじ2

作り方

1 スープジャーに熱湯（分量外）を入れて温めておく。

2 白菜はざく切り、にんじんは皮をむいて短冊切りにする。

3 フライパンにごま油を中火で熱し、豚こま切れ肉を炒める。肉に火が通ったら 2 を加えて、さらに炒め合わせる。

4 野菜がしんなりとしたら A を加えて煮立て、3分ほど煮て合わせた B でとろみをつける。1 の湯を捨てて詰め、ふたをする。

朝のお弁当作りが
グンとラクに！

冷凍保存の食材を活用しよう

ランチに温かいお弁当が食べられるスープジャー。忙しい朝に調理するには、あらかじめ切って冷凍しておいた食材を使うとスムーズです。冷凍には根菜などの加熱に時間のかかる食材や、きのこなどの冷凍することでうまみがアップするものがおすすめ。適当な大きさに切って冷凍用保存袋に平らに入れ、冷凍しておけば、朝は使いたい分だけパキッと折って使えるので便利です。

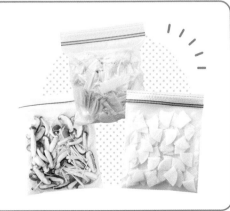

粉チーズの香りがふわっと広がる
キャベツとえびのオートミールリゾット

10分

（保温の時間は除く）

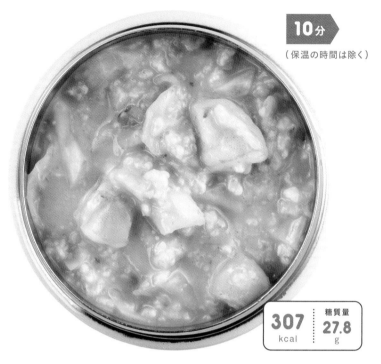

307 kcal ｜ 糖質量 **27.8** g

材料（400mlのスープジャー1回分）

キャベツ…1枚
むきえび…80g
オリーブ油…小さじ1
A 水…250ml
　粉チーズ…大さじ2
　コンソメスープの素（顆粒）
　　…小さじ1
塩、こしょう…各少々
オートミール…35g

作り方

1 スープジャーに熱湯（分量外）を入れて温めておく。

2 キャベツは1cm角に切り、むきえびは背わたを除いてぶつ切りにする。

3 鍋にオリーブ油を中火で熱して2を炒める。えびの色が変わったらAを加えて煮立て、塩、こしょうで味を調える。

4 1の湯を捨ててオートミールを入れ、3を注いで軽く混ぜ、ふたをする。

材料（400mlのスープジャー1回分）

しいたけ…1枚
しめじ…30g
小松菜…1株
ごま油…小さじ1
A 水…200ml
　鶏がらスープの素（顆粒）、しょうゆ
　　…各小さじ1
　雑穀ごはん…60g

作り方

1 スープジャーに熱湯（分量外）を入れて温めておく。

2 しいたけは軸を落として半分の薄切りにし、しめじは石づきを落としてほぐす。小松菜は根元を落として2cm長さに切る。

3 鍋にごま油を中火で熱して2を炒め、野菜がしんなりとしたらAを加えて煮立てる。

4 1の湯を捨てて3を注いで軽く混ぜ、ふたをする。

プチプチ食感が楽しいヘルシーごはん
雑穀ときのこの中華粥

10分

（保温の時間は除く）

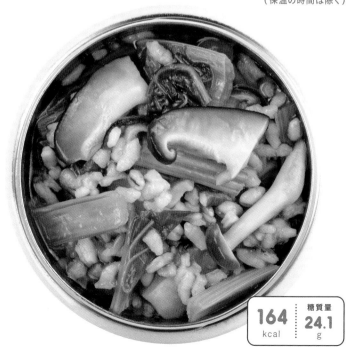

164 kcal ｜ 糖質量 **24.1** g

オートミールのとろみでより濃厚に

オートミールのチャウダー風

10分
（保温の時間は除く）

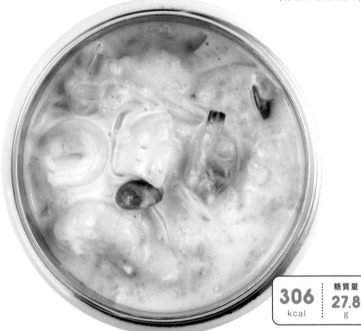

材料（400mlのスープジャー1回分）

玉ねぎ… 1/6個
しめじ…30g
シーフードミックス（冷凍）
　…80g
バター…5g
A 牛乳…200ml
　水…100ml
　コンソメスープの素（顆粒）
　　…小さじ1
塩、こしょう…各少々
オートミール…20g

作り方

1 スープジャーに熱湯（分量外）を入れて温めておく。

2 玉ねぎは薄切りにし、しめじは石づきを落としてほぐす。シーフードミックスは解凍する。

3 鍋にバターを中火で溶かし、2を炒める。野菜がしんなりとしたらAを加えて煮立て、塩、こしょうで味を調える。

4 1の湯を捨ててオートミールを入れて3を注ぎ、軽く混ぜてふたをする。

306 kcal ｜ 糖質量 **27.8** g

ことことしみていく

ポトフ風スープ

5分
（保温の時間は除く）

材料（400mlのスープジャー1回分）

ウインナーソーセージ…2本
玉ねぎ… 1/4個
プチトマト…2個
ブロッコリー…3房
ミックスビーンズ（水煮）…10g
A コンソメスープの素（顆粒）…小さじ1
　粗びき黒こしょう…少々

作り方

1 スープジャーに熱湯（分量外）を入れて温めておく。

2 ウインナーソーセージは斜め半分に切る。玉ねぎは1cm幅のくし形切りに、プチトマトはヘタを除く。

3 1に2、ブロッコリー、ミックスビーンズを入れ、ふたをしめて2分ほどおく。

4 3の湯をきってAを加え、再び熱湯を水位線の1cm下まで注ぎ、ふたをして軽くふる。

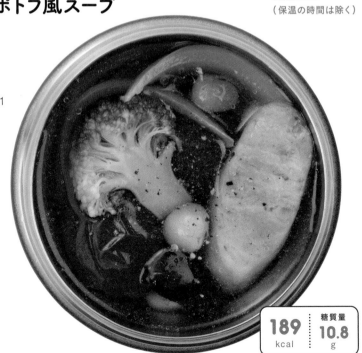

189 kcal ｜ 糖質量 **10.8** g

食べるころには味しみしみ

即席おでん風煮込み

12分
（保温の時間は除く）

材料（400mlのスープジャー1回分）

大根…100g
厚揚げ…50g
ちくわ…1本（40g）
結び昆布…2個
うずらの卵（水煮）…2個
水…200ml
めんつゆ（3倍濃縮）…大さじ1

作り方

1 スープジャーに熱湯（分量外）を
　入れて温めておく。

2 大根は1cm幅のいちょう切り、厚
　揚げは食べやすい大きさに切る。
　ちくわは斜め半分に切る。

3 鍋に水、大根、結び昆布を入れ
　て煮立て、5分ほど煮る。

4 大根に竹串がすっと通るように
　なったら残りの材料を加え、再
　び煮立てる。1の湯を捨てて詰
　め、ふたをする。

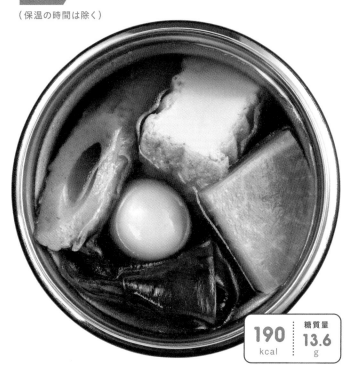

190 kcal ｜ 糖質量 13.6 g

- -

12分
（保温の時間は除く）

ルウの量は好みで調整して

なすとひき肉のカレー

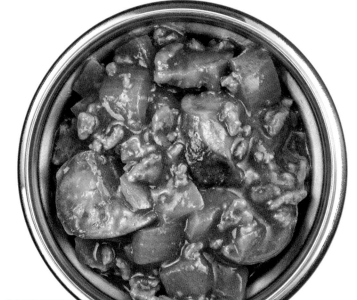

438 kcal ｜ 糖質量 20.8 g

材料（400mlのスープジャー1回分）

なす…1本
玉ねぎ…¼個
合いびき肉…80g
サラダ油…小さじ1
おろしにんにく…小さじ¼
A 水…200ml
　カレールウ…40g

作り方

1 スープジャーに熱湯（分量外）
　を入れて温めておく。

2 なすはひと口大の乱切りに、玉
　ねぎは1cm角に切る。

3 鍋にサラダ油を中火で熱し、
　玉ねぎ、合いびき肉、おろしに
　んにくを炒め、肉に火が通った
　らなすを加えてさらに炒める。

4 なすがしんなりとしたら**A**を加
　えて煮立て、3分煮る。1の湯
　を捨てて詰め、ふたをする。

甘いものも
食べたい！

ヘルシープチデザート

ホロホロ食感に心もほぐれる

抹茶のスノーボールクッキー

10分

材料（16個分）

A おからパウダー、
　アーモンドパウダー…各20g
　小麦粉、抹茶…各5g
バター…50g
砂糖…25g
粉砂糖…適量

作り方 冷蔵4日 / 冷凍✕

1 耐熱容器にバターを入れ、ラップを
せずに電子レンジで30秒加熱して
やわらかくする。泡立て器で白くなる
まで混ぜ、砂糖を加えてすり混ぜる。

2 1に混ぜ合わせたAを加え、ひとまと
まりになるまで混ぜ、16等分にして丸
める。耐熱容器にオーブンシートを
敷いて並べる。

3 2をラップをせずに電子レンジで3
分加熱する（機種によって熱の通り
が異なるため、残り1分をめやすに生
地の位置を入れ替えてもよい）。粗熱
がとれたら粉砂糖をふる。

やせテク

おからパウダーとアーモンドパウダーを
メインに使って糖質カット。

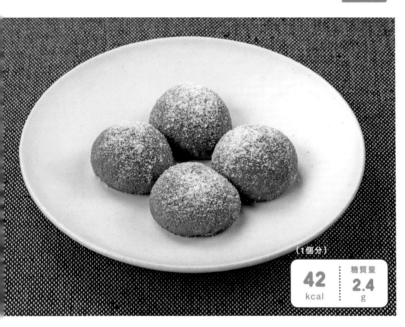

（1個分）
42 kcal ｜ 糖質量 **2.4** g

10分

癒しのふわふわ食感

紅茶のヘルシー蒸しパン

材料（8個分）

絹ごし豆腐…½丁（150g）
グラニュー糖…大さじ2
溶き卵…1個分
おからパウダー…25g
紅茶（ティーバッグ）…1個
ベーキングパウダー…4g

作り方 冷蔵3日 / 冷凍1週間

1 ボウルに絹ごし豆腐を入れ、泡立て
器でクリーム状になるまで混ぜ、グラ
ニュー糖、溶き卵、おからパウダー
の順に加えて混ぜ合わせる。

2 1に袋から取り出した紅茶葉、ベー
キングパウダーを加えて混ぜ、シリコ
ンカップ8個に等分に入れる。

3 2をラップをせずに電子レンジで4分
加熱する。

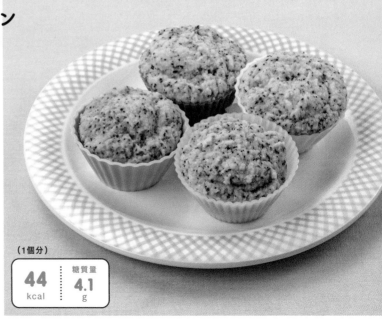

（1個分）
44 kcal ｜ 糖質量 **4.1** g

糖質ひかえめのかんたんスイーツをご紹介。
お弁当にちょうどいいミニサイズで、ランチタイムがいっそう楽しくなります。

食物繊維たっぷりざくざく
オートミールのチョコクランチ

10分
（冷やしかためる
時間は除く）

材料（8個分）
オートミール…30g
アーモンドダイス…20g
板チョコレート（ミルク）…1枚（50g）

作り方　冷蔵 **5**日／冷凍 **×**

1　フライパンにオートミール、アーモンドダイスを入れ、やや弱めの中火で熱し、3〜4分ほどから炒りする。

2　オーブンシートを15×15cmに切ったものを8枚用意する。

3　耐熱容器に板チョコレートを割り入れ、ラップをせずに電子レンジで40〜50秒加熱し、溶けたら**1**を加えて混ぜる。

4　**3**を8等分にして**2**におき、上部をねじって包んだら冷蔵庫で冷やす。

調理ポイント
板チョコレートは電子レンジで
加熱しすぎると分離するため、
追加するときは様子を見ながら加熱して。

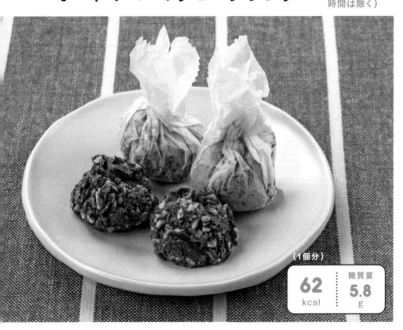

（1個分）

| **62** kcal | 糖質量 **5.8** g |

材料（8個分）
クリームチーズ…120g
グラニュー糖…大さじ2
レモン汁…小さじ2
無調整豆乳…100ml
A 粉ゼラチン…5g
　　水…大さじ1
オレンジ…½個

作り方　冷蔵 **3**日／冷凍 **×**

1　耐熱容器にクリームチーズを入れ、ふんわりとラップをして電子レンジで30秒ほど加熱し、やわらかくなったら泡立て器で混ぜる。

2　**1**にグラニュー糖、レモン汁の順に加えて混ぜ、無調整豆乳を少しずつ加えて混ぜ合わせる。

3　耐熱容器に**A**を入れ、ラップをせずに電子レンジで30秒加熱する。**2**に加えて混ぜ合わせ、シリコンカップ8個に等分に入れる。

4　オレンジは皮をむいて1cm角に切り、**3**に等分にのせ、ふんわりとラップをして冷蔵庫で冷やす。

柑橘とチーズの酸味が上品
オレンジレアチーズケーキ

10分
（冷やしかためる時間は除く）

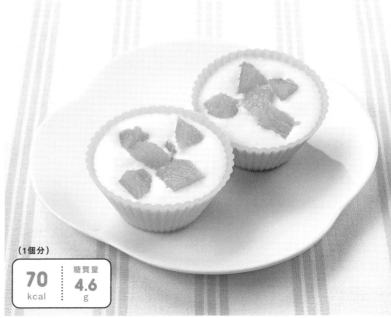

（1個分）

| **70** kcal | 糖質量 **4.6** g |

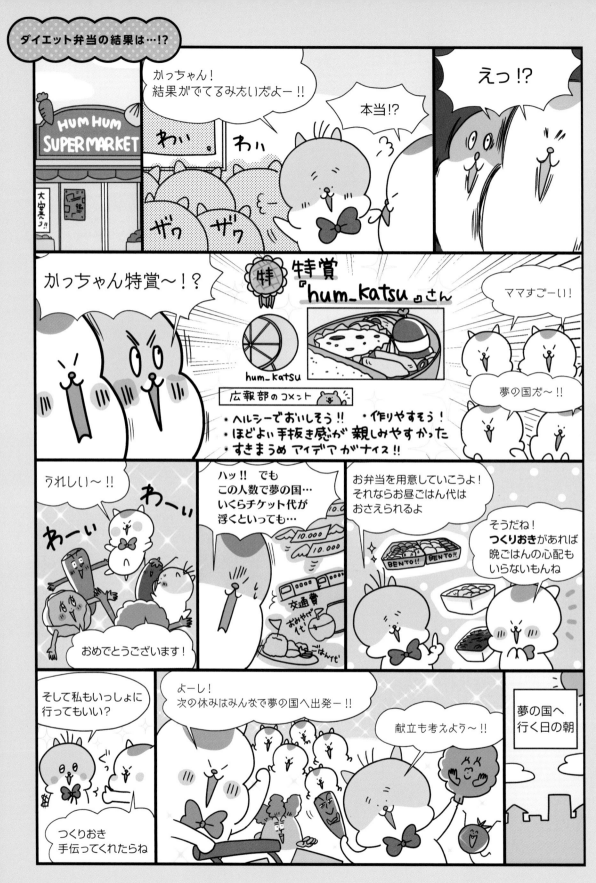

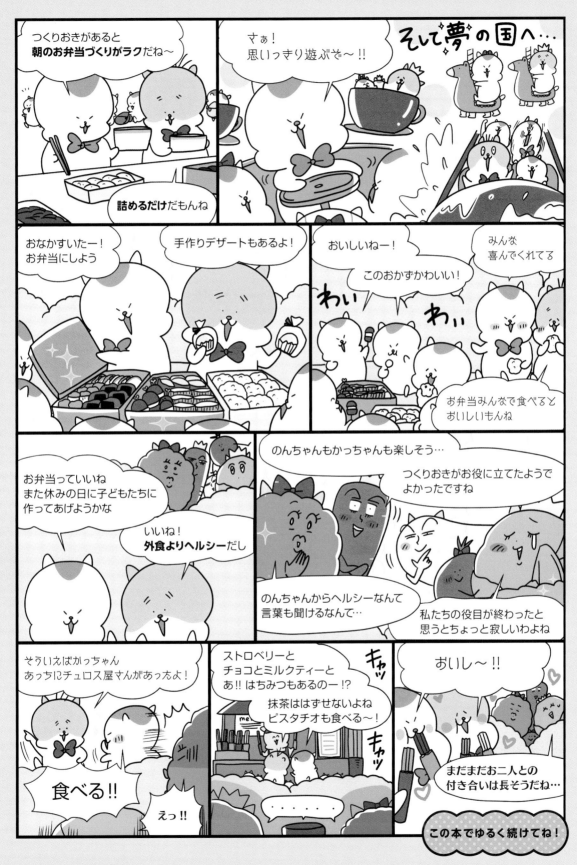

171

素材・タイプ別 さくいん

- ● 火を使わない
- ● 包丁使わない
- ● ワンステップ
- ● 食材ひとつ
- ● 放置
- ● すきまおかず

173

編者 食のスタジオ（しょくのすたじお）

レシピ・栄養サポート・編集制作・レシピコンテンツの販売まで、食の業務を一貫して行う専門会社。管理栄養士、編集者など、食の知識と技術を身につけたスタッフで構成されている。著書多数。

HP　https://www.foodst.co.jp/

編集協力	横江菜々子・飯塚良子・名和史枝（食のスタジオ）
マンガ・イラスト	ユキミ
料理・栄養計算	内山由香・服部みどり・藤本マキ・矢崎海里・矢島南弥子（食のスタジオ）
撮影	中川朋和
スタイリング	畠山有香
デザイン	齋藤彩子
DTP	センターメディア
校正	西進社

時間がない人のためのやせる超速つくりおき弁当349

2023年3月1日発行　第1版

編　者	食のスタジオ
発行者	若松和紀
発行所	株式会社 西東社 〒113-0034　東京都文京区湯島2-3-13 https://www.seitosha.co.jp/ 電話　03-5800-3120（代）

※本書に記載のない内容のご質問や著者等の連絡先につきましては、お答えできかねます。

ISBN　978-4-7916-3221-3